100の科学的メソッドと
40の体験的スキルから編み出した

HOW TO IMPROVE DRAMATICALLY YOUR BODY AND MIND.

# 最《さい》高《こう》の体《たい》調《ちょう》

THE SUPER GUIDE TO THE BEST CONDITIONING FOR YOURSELF.

怒りや不満、
不安を
コントロールする

鈴《すず》木《き》 祐《ゆう》
||
YU SUZUKI

集中力が持続し、
生産性が
劇的に向上

進化医学のアプローチで、最高のコンディションに導く
HEALTH CARE FROM EVOLUTIONARY MEDICINE

( 1 )
まずは体調不良の改善 —— 狩猟採集民の食事に変える

( 2 )
次に運動 —— ウォーキングと筋トレをスタート

( 3 )
続いてメンタルの改善 —— 進化論の考え方を活かす

01 文明病 Civilization disease
02 炎症と不安 Inflammation and anxiety
03 腸 Intestine
04 環境 Environment
05 ストレス Stress
06 価値 Sence of values
07 死 View of life and death
08 遊び Game

ACTIVE HEALTH 001

CROSSMEDIA PUBLISHING

この本の目的は、
あなたの日々の不満や不調を根こそぎ解決し、
あなたが生まれ持つ最大のパフォーマンスを
引き出すお手伝いをすることです。

# はじめに

日々の不調や不満には様々なレベルがあります。

たんに朝起きれないという人もいれば、仕事の集中力が続かなくて作業が進まないという人もいるでしょう。

さらには、怒りや不安がコントロールできずに人生が上手くいかない人、つねに体調不良に襲われている人、毎日の暮らしに張り合いがなく空虚な気持ちのまま暮らしている人など、症状や問題の深刻さには個人差があるはずです。


通常、これらの問題は別々に取り扱われます。

やる気がない人には「自己啓発本」、仕事の効率が悪ければ「ビジネス書」、感情のコントロールができない人には「心理学書」、体の不調には「家庭の医学書」といった具合です。

これはこれで効率的なアプローチですが、いっぽうでデメリットも存在します。それぞれの問題が、あたかも別々の現象であるかのように見えてしまうため、どうしてもその場しのぎの解決策になりがちなのです。

風邪を引いたら風邪薬を飲み、関節が腫れたら軟膏を塗り、頭痛が起きたら痛み止めを手に取る。これらの対処法は間違いではないものの、あくまで表面に現れた症状をやわらげているに過ぎません。症状の奥にある本当の原因を突き止めない限り、今後も同じ問題は起き続けるはずです。

そこで、本書では、より総合的なアプローチを取ります。

まずは現代人が抱える問題の「共通項」をあぶりだし、そのうえで、すべてを柔軟に解決する汎用的なフレームワークを提供するのが最終的なゴールです。

鬱病、肥満、散漫な集中力、慢性疲労、モチベーションの低下、不眠、弱い意志力など、一見バラバラのように見える問題も、根っこまで下りてみれば実は同じもの。すべては一本の線でつながっています。そして、その線の正体を暴くカギが、「文明病」という考え方なのです。

詳しいことは、科学的根拠のもと、実践的に解説していきます。ぜひ本書を読んで、文明病から脱却し、本来の自分を取り戻していただけたら幸いです。

最高の体調　もくじ



# 第1章 文明病

第2章

# 炎症と不安

## 炎症編



## 不安編

# 第3章 腸

第4章

# 環境

## 第5章 ストレス

# 第6章 価値

# 第7章 死

第8章

# 遊び

プロローグ

# 本書の内容を実践した結果、ある変化が……

本書で紹介するテクニックとアイデアは、すべて進化論をベースにしています。どれも科学者たちの地道な実験で効果が確認され、人類学者たちの丹念なフィールドワークによって妥当性が裏付けられてきたものばかり。細かいアップデートは続きながらも、進化論にもとづくヒトの理解については、今後も大きく変わらないでしょう。

が、古代ローマの碩学プリニウスも言うとおり、習得した知識を実践に移さずに保有することは難しいものです。筆者も本書の知識を実践しつづけ、その結果、人生を良い方向に変えてきました。

最初に手をつけたのは体調不良の改善です。

狩猟採集民の食事に近づくべくジャンクフードやスナック菓子のような加工食品をやめ、パンや白米といった精製穀物の量もできるだけ削減。代わりに野菜と魚の量を増やし、間食はゆで卵で代用し、食物繊維が豊富なサツマイモを主食にしました。

すると、2ヶ月ほどでビールと酒で肥えた腹は引き締まり、それまで昼過ぎには睡魔に襲われていたのが、夕方過ぎまで集中力が保つようになったから驚きです。生来のハウスダストアレルギーも改善し、QOLは大きく改善しました。

気を良くした私は、さらに運動を取り入れました。

1日に最低1時間は早歩きのウォーキングを始め、心肺機能が改善したたところで筋トレもスタート。現在は自然のなかで1日2〜3万歩のウォーキングを目標にしつつ、週3のペースで筋トレを続けています。

運動がもたらした変化も、また劇的でした。腹はうっすらと6つに割れ、いくら寝ても取れなかった疲労感が消え、血液検査ではコレステロールの改善が確認され、仕事の生産性も向上したのです。

そして、続いて取り組んだのがメンタルの改善でした。

というのも、私は生まれつきの心配症で、頼みを断られるのが怖くて人に話しかけられなかったり、夜中に将来が不安になって眠れなくなったりと、まさに豆腐のようなメンタルだったからです。

ここでもまた、進化論の考え方が役に立ちました。ヒトの進化の観点から知識を編み直し、マインドフルネス、メタ認知、タスク管理などのテクニックを使い始めたのです。効果はすぐに現れました。

詳しくは後述しますが、価値にもとづくプロジェクトで迷いを消し、インターバルとメタ認知で心配を減らし、もし不安に襲われても「観察モード」でやりすごす……。やがて夜もぐっすり眠れるようになり、いままでの人生でもっともリラックスした時間を過ごせています。

実はそれまでも似たようなことはしていたものの、個々のテクニックは頭のなかにバラバラに存在していました。そのせいで何をやってもしっくりいかず、いろいろ試しては別の手法に手を出すサイクルのくり返しだったのです。

いま思えば、自分のなかに明確な土台がなかったため、テクニックの表層をつまみ食いするだけの状態だったのでしょう。ハンドルやブレーキの扱い方がわかっても、すべてをまとめて使えなければ車は動かないようなものです。

ところが、そこに進化論の背景が加わったおかげで、事態は好転しました。もしうまくいかないことがあっても、「ヒトはどう進化してきたのか？」と問いかければ迷子にならずにすむからです。

もちろん、これは個人的な体験であり、人により対策ごとの効果は異なると思います。私のケースでも、実際は食事の改善だけで十分だったかもしれません。ただ確かなのは、科学の裏づけがあるアイデアを愚直に試した結果、人生が良くなったという事実です。

# 第1章

# 文明病

Civilization disease

# 1

# 「文明病」が心と体を蝕んでいく

1995年、ワシントン州の牧師、ボブ・ムーアヘッド氏は、「現代の矛盾」というエッセイを発表しました。

『私たち人間は、長大なビルを作りあげたが、いっぽうで気は短くなった。
道路を広くしたわりに、視野は狭くなった。
お金を使っても身につくものはなく、ものを買っても楽しみは少ない。
家は大きくなったが、家族との関わりは小さい。
便利になったのに、時間はない。
専門家が増えても、それ以上に問題も増えた。
薬は増えたのに、健康な人は減った。

私たちは、酒を飲みすぎ、タバコを吸いすぎ、時間をムダに過ごし、少ししか笑わず、毎日を急ぎすぎ、怒りすぎ、夜更けまで起きすぎ、目覚めたらすでに疲れている』(一部を抜粋して要約)

この文章に共感する人は多いでしょう。実際、これだけ文明が発達したにも関わらず、現代の日本人は幸福からほど遠い場所にいます。

朝起きてもどこか体調が悪く、重い足取りで会社に向かい、デスクについてもやる気が起きず、適当な食事で腹を満たしたら、疲れ切って家に帰り眠る……。

自分の暮らしは上手くいってないのではないか？　自分の人生はこんなはずではなかったのではないか？　そんな疑問をお持ちの方も少なくないでしょう。

なによりも問題なのは、多くの人が、そんな自分を責めていることです。

仕事でミスが多いのは自分が不注意な人間だからだ。
太った体は自分の意志が弱いからだ。
作業が終わらないのは自分がノロマだからだ。
夜、不安で眠れないのは自分が気弱だからだ。

その結果、日ごとに自己を否定する気持ちが強くなり、少しずつ心と体は蝕まれていきます。なんとも悲劇的な状況です。

**しかし、本書では、「悪いのは自分だ」という考え方を採用しません。**この思考法は現実的な解決をさまたげるどころか、シンプルに仮説として誤っています。なぜなら、あなたが抱える問題の大半は、現代人に特有の「文明病」が原因だからです。

# 2

## かつてないレベルのカロリーを摂取している

**「文明病」とは、近代社会の変化によって引き起こされる、現代に特有の病気や症状を意味します。**

**もっとも典型的な例は「肥満」です。**

アメリカ疾病管理予防センターによれば、1950年代の肥満率は10％を下回るレベルだったのが、2010年代には35％まではね上がっています。さらに1890年代までさかのぼれば、この時代は肥満そのものが珍しかったため、相撲取りなら小結ぐらいの体型でも「異常者」として扱われ、見世物小屋で働かされたとの記録もあるほどです。

ここまで肥満が普通になった理由は、もちろん社会が豊かになったからに他なりません。食料の大量生産と価格の低下により、現代人はかつてないレベルのカロリーを摂取しています。この点に疑問の余地はないでしょう。

しかし、ここで思考を止めてしまえば問題は解決しません。「食べ過ぎは止めよう」や「運動でカロリーを使おう」といった、月並みの対処法にたどりつくだけです。

**そこで使うべきが、「進化医学」の補助線です。**

これは、進化論をベースにしながら人間の病気の正体を考えていく学問のことです。ダーウィンが生み出した進化論と最新医学のデータを組み合わせたもので、「ダーウィニアンメディスン」とも呼ばれています。

最新の研究によれば、現在の人類の基礎が形作られたのはおよそ680～700万年前のこと。現代人と猿人の中間的な存在であるヒト亜科が生まれた時代で、ここから人類は独自の進化コースに入っていきました。

そこから人類は少しずつ進化を続け、1～2万年前にようやく石器時代から農耕生活に移動します。つまり、少なく見ても、人類は600万年にわたって狩猟採集生活を続けてきたわけです。

この壮大なタイムスパンを見れば、人類は進化の過程で古代の環境に最適化してきたと考えるのが自然でしょう。

自然のなかで獲物を追い、太陽の運行とともに暮らし、少数の仲間と語り合う。ヒトの脳と体は、そんな環境のなかでこそ最高のパフォーマンスを発揮するように進化してきたのです。

# 3 古代ではあり得ない「肥満」という現象

進化医学から見ると、「肥満」は次のような解釈になります。

第一に、古代の環境には食料の保存や流通のシステムがないため、カロリーはもっとも貴重な資源です。そのなかで進化した人類は、自然と高カロリーな食事を好むように脳を作り変えてきました。

肥満研究の第一人者であるブルース・キング教授は、2013年のレビュー論文にこう記しています。

「人間の消化器系・感覚（味覚と嗅覚）・脳の食欲中枢は、およそ200万年前に発達した。これらの機能は、古代の狩猟採集民たちが暮らした環境に適応している。ほとんどカロリーが低い食品しかなく、食事にありつけないことも多かった時代だ。そのため、私たちの脳の報酬系は、できるだけカロリーの高い食べ物を探すように進化した。ところが、現代の先進国に住む人間は、食料の豊富な『肥満環境』に生きている」

人類に備わった生存システムが現代の豊かな環境ではうまく働かず、古代ではあり得なかった「肥満」という現象が現れた、というわけです。**この人類の進化と現代のミスマッチが進化医学の根幹になります。**

残念ながら、この知見から「肥満」の明確な解決策が生まれるわけではありません。

しかし、もともとヒトはハイカロリーな食事を好むように設計された生物なのですから、**少なくとも意志の力だけで「肥満」に立ち向かうのが時間のムダだということはハッキリするでしょう。**「肥満環境」をどのように変えるかは各自の判断によりますが、正しい方向を目指すコンパスにはなるはずです。

# 4 都市部の若者とヒンバ族では集中力に大差が！

「進化医学」の射程距離は、たんに肥満の謎解きだけにとどまりません。**体の不調だけでなく、心のトラブルや脳のパフォーマンス低下も、やはり進化のミスマッチが原因だと考えられるからです。**

2013年、ロンドン大学のカリーナ・リンネル博士は、アフリカのナミビアでおもしろい実験を行いました。現地のヒンバ族に協力を依頼し、ロンドンの都市部で暮らす若者たちと集中力の比較を行ったのです。

実験に参加したヒンバ族は、いまも狩猟採集の暮らしを送る伝統的な部族です。2000年前からライフスタイルが変わっておらず、牛の放牧や根菜類の収穫をしながら生活しています。

リンネル博士がチェックしたのは、集中力と認知コントロール能力の2つ。心理学の実験では定番の「フランカー課題」などを使い、いかに不要な情報に気を取られることなく、ひとつの対象に意識を向け続けられるかを調べたのです。

その結果は、長らくナミビアで調査を続けてきたリンネル博士も驚くほどでした。ヒンバ族の集中力は、ロンドンの若者にくらべて約40%も高かったのです。心理学の集中力テストで、ここまでの差が出るケースは多くありません。

その理由についてリンネル博士は、「都市に住む者は扁桃体が過敏になるからだろう」と推測しています。

扁桃体はヒトの脳に備わった警戒システムで、身の回りに危険が迫ると活性化し、緊急事態に備えるよう体に指令を出します。緊張やストレスのせいで神経が過敏になるのは、扁桃体のアラーム機能によるものです。

この警戒システムは、およそ600万年前のサバンナで形作られました。遠くから聞こえる猛獣の声、目の前の茂みに潜む謎の生物、他の部族による不意の襲撃など、古代の環境に特有の危機に対応するために進化してきた年代物のシステムです。

おかげで私たちの扁桃体は、しょっちゅう誤作動を起こします。サバンナにはなかった高層建築やテクノロジーにおびえ、夜も輝き続ける灯りにとまどいを覚え、狩猟採集の暮らしではあり得ない大量の情報に混乱を起こす……。

現代人の扁桃体はつねにスイッチがオンの状態であり、その結果として、どうしても集中力は分散してしまいます。

その代表的な例が、2017年にテキサス大学が行った実験です。研究チームは520人の学生に単純な作業を命じると同時に、目の前に電源を切ったスマホを置いたグループと、スマホを視界から遠ざけたグループの2つにわけ、どちらのほうが集中力が持続するかを確かめました。

結果は、スマホを近くに置いたグループの惨敗でした。完全にスマホの電源は切った状態だったにも関わらず、もうひとつのグループにくらべて、学生の集中力は半分に減ってしまったのです。

研究チームは言います。

「デジタルデバイスが近くにあるだけで、認知機能は大きく低下する。デバイスの存在を近くに感じた時点で、目の前の作業に使える認知のリソースは減ってしまうのだ」

スマホは現代人の生活を大きく変えましたが、そのいっぽうで古代に生まれた脳は技術の発達に追いつけず、限りある認知のリソースをムダに消費しています。**その点で、現代人の集中力の低下も立派な文明病のひとつなのです。**

# 5 豊かになればなるほど鬱病が増えるのはなぜ？

もうひとつ「鬱病」について考えてみましょう。

いま鬱病は世界中で増え続けており、年間で100人の命を奪う社会問題になっています。日本でもおよそ10人にひとりが鬱病とされ、厚労省の統計では、平成8年に43・3万人だった患者数は平成23年に95・8万人まで急増しました。

鬱病は人生を破壊する病です。日中の活力は消え、夜は眠れなくなり、人生の喜びを味わう能力まで消えてしまいます。そこまで行かずとも、なんとなく毎日が空っぽに感じられたり、いつも気分が沈みがちだったりと、軽い鬱の症状に悩む人は少なくないでしょう。

よく考えてみれば不思議な話です。

100年前にくらべて、現代人の環境は大きく向上してきました。日々の食事に悩むことはなくなり、蛇口をひねれば清潔な水が飲め、瞬時に誰とでもコミュニケーションを取ることができる。それなのになぜ、精神を病む人の数は世界レベルで増え続けているのでしょうか？　まさに現代の矛盾です。

1976年、人類学者のエドワード・シエフェリン氏が、驚くべきデータを発表しました。パプアニューギニアで暮らす2000人のカルリ族に調査を行ったところ、鬱病に悩む者の数はほぼゼロだったというのです。

シエフェリン博士は、数十年にわたってカルリ族のフィールドワークを続けてきた人物です。カルリ族は野生動物の狩りと植物の採集だけで生活する部族で、そのライフスタイルは200万年前の旧石器時代と同じだと考えられています。

リサーチの結果によれば、カルリ族の鬱病の発症率は先進国の100分の1。自殺をする者はひとりもおらず、「絶望」を意味する言葉すら確認できませんでした。メンタルの健康に関しては、現代人は狩猟採集民よりもかなり遅れを取っているようです。

この傾向は、近年の研究でも確認されています。

たとえば2006年にダートマス大学が行った横断研究では、ナイジェリア郊外やアメリカ都市部で657人の女性を調べたところ、近代化された都市に住む者ほど鬱病にかかりやすくなる傾向が確認されました。ナイジェリアの田舎町にくらべて、アメリカ都市部の住人は2倍も心を病みやすかったようです。

さらに香港中文大学が行った観察研究によれば、1966年より後に生まれた中国人は、1937年以前に生まれた中国人にくらべて鬱病の発症率がなんと22・4倍だったとか。中国は世界でも近代化のスピードが速いエリアだったため、文明病の悪影響が出やすかったのでしょう。

鬱病の原因はまだ解明されておらず、近代化の何が悪いのかははっきりしていません。ひとつだけ確かなのは、**現代人の心のトラブルの多くにも、進化のミスマッチが関わっているという事実です。**

# 6 旧石器時代の食事法で健康を取り戻した

私が初めて進化医学を意識したのは、2003年にミシガン大学のランドルフ・ネシー博士による有名な論文「いかにダーウィニアン医学は使えるか?」を読んでからです。この論文は、1990年代から研究が盛んになった進化医学のポイントをまとめたもので、現代病と進化論の関係が手際よく解説されていました。

刺激を受けた私は、自分の体で進化医学のアイデアを試そうと思いつきます。

**その最終目標は、自分の遺伝子が持つポテンシャルを最大まで引き出すこと。ちょっと体重を減らしたり肝臓の数値を良くするだけでなく、脳と体を最適化するのが最終的なゴールでした。**

そんな野望を抱いた理由は他でもありません。当時の自分は、心も体も病みまくっていたからです。

そのころの私は、とある出版社の社員として、ほぼ不眠不休の暮らしをしていました。月の残業は100時間を超え、家には週1で帰れれば良いレベル。会社に寝袋を持ち込んで明け方まで作業を続け、近所のコンビニで店屋物を食べながら30代に入ります。

当然ながら体はブクブクで、体調も仕事のパフォーマンスも下がっていくばかり。年収が200万円代まで下がったうえに、生まれつきのアレルギーも悪化を続け、月に一度は高熱で病院のお世話になっていました。この時に何もしなければ、いまごろはジリ貧状態だったでしょう。

が、ここから私は進化医学をもとにライフスタイルを変えていきました。**ここでベースになったのは「パレオダイエット」です。**

パレオダイエットは「旧石器時代の食事法」という意味で、進化医学のアイデアを使ってライフスタイルを組み替えていくテクニックです。近年ではプロバスケの世界などで実践者が増えた以外にも、ミーガン・フォックスのようなハリウッドスターやビル・クリントンのような政治家にまで裾野が広がっています。

パレオダイエットを実践し始めた私は、すぐにその変化に驚くことになります。

まずは半年も絶たずに体重が13kg減り、体脂肪が35%から12%に落ちました。パンパンだった二重あごは消え、逆に筋肉が6kgも増えたせいで腹にはうっすらと筋肉のラインが浮き上がっています。無意識のうちに肥満体の自分が当たり前になっていたため、正直この変化には目を疑いました。

さらに、何よりもありがたかったのは集中力と生産性の改善です。それまでは1日に5000〜1万字の原稿が書ければ良いほうで、年に6冊程度のブックライティングを行うのがやっとだったのが、いまでは年に12冊ずつの本を出し、同時に月5〜6本のコラムを書いています。1日の原稿量は2万〜4万字に増え、単純計算で生産性が4倍になったわけです。

# 7
# 「炎症」と「不安」——現代人の不調の原因を取除く

かつての私と似たような悩みをお持ちの方は多いのでしょう。筆者のブログにも、毎日のように体調や生産性に関する相談が寄せられています。

これらの悩みに万能の解決策は提案できませんが、「文明病」のアイデアを使って、あなたの悩みを解くためのロードマップを示すことは可能です。問題の根っこさえ探り出せば、解決へのショートカットは格段に容易になるでしょう。

煎じつめれば、問題解決へのステップはシンプルです。

**①自分が抱える問題について、どこに遺伝のミスマッチがあるのかを特定する**
**②ミスマッチを起こしている環境を、遺伝に沿うように修正する**

この2段階を着実にこなせば、ほとんどの問題は解決します。

しかし、ひとことで「遺伝と環境のミスマッチを探すべし」と言われても、範囲が広すぎてどうしていいのかわからないでしょう。悩みの原因を特定するためには、より詳しいナビゲーターが必要なはずです。

そこで本書では、現代人にありがちな不調の原因を、まずは大きく2つの要素に分類し、そこからさらに個別の対処法を見ていきます。

**まず、文明病を引き起こすひとつめの要素が「炎症」です。**

これは、ヒトの細胞レベルで起きる火事のようなもので、多くの研究により、鬱や肥満、糖尿病といった様々な不調の原因だと考えられています。第2章からは、いかに「炎症」があらゆる問題を引き起こすのかを解説します。

**さらに、もうひとつ現代人にとって重要なのが「不安」の問題です。**

「不安」は古代から存在してきた感情ですが、実は現代人が抱く「不安」は、古代人や狩猟採集民が感じていたものとは全く性質が異なります。その食い違いのせいで、どれだけ現代人の生産性が低下しているのかを、これも第2章から具体的に紹介します。

さらに第3～5章では、「炎症」の問題を解決するための基本的なガイドラインを提示します。「腸」「環境」「ストレス」の3つを修正して、あなたの体と脳を根本からリセットしていきましょう。

同じく第6～8章では、「不安」の問題を解決するために、「価値」「死」「遊び」の3点に焦点を当て、現代人が陥りがちな心理的トラップを逃れる方法を考えていきます。

すべてをやりこなすのは難しいでしょうが、どれかひとつをクリアするだけでもあなたの脳と体は原始の状態にリセットされ、本来のパフォーマンスを大幅に取り戻すはずです。

では、始めましょう。

# 第2章

# 炎症と不安

INFLAMMATION・ANXIETY

〈炎症編〉

# 1 長寿な人の共通点は、体の「炎症レベル」が低い

1997年、フランスのアルルで、ジャンヌ・カルマン氏が122歳で息を引き取りました。1875年に生まれた彼女は「世界一の長寿」としてギネスブックに認定された人物で、エッフェル塔の建設シーンまでクリアに記憶していたと言います。

なにより凄いのは、年を取っても彼女が脳と体のパフォーマンスを維持し続けた点です。85歳でフェンシングを始め、100歳まで自転車でパリの町を走り抜け、114歳では女優として見事なセリフ回しを披露。1988年に行われたゴッホ生誕100周年のイベントでは、実際にゴッホに出会ったことがある唯一の人物としてインタビューを受けたとこ

ろ、「彼は不潔で性格も悪かった」というブラックユーモアで周囲を沸かせました。

世界には、彼女のようなスーパー高齢者が少なからず存在します。

日本では、2017年に105歳で亡くなった日野原重明医師が有名でしょう。100歳を過ぎても現役の医師として診療を続け、テレビやラジオでもはっきりした口調で高齢化社会への提言を続ける氏の姿には、パフォーマンスの低下はまったく感じられませんでした。

**いったい、カルマン氏や日野原医師のようなスーパー高齢者は、何が違うのでしょうか？**

単純に持って生まれた運の問題なのか、はたまた死ぬまで最高の状態をキープする魔法のテクニックでもあるのでしょうか？

2016年、慶応大学医学部のチームが、スーパー高齢者の秘密を探る研究を行いました。被験者は日本に住む85才～110才の高齢者1554人。血液検査で全員の肝機能や細胞の劣化といった老化の指標をチェックしたところ、スーパー高齢者たちの体には、ひとつだけ大きな違いがありました。一般的な高齢者とくらべて、体の炎症レベルが異様に低かったのです。

研究チームは言います。「この研究により、体内の炎症レベルを見れば老化のスピードが予測できることがわかった。これらのデータは、健康的に年を取るには『炎症対策』がもっとも大事であることを示している」

かくも重要な「炎症」とは、いったい何なのでしょう？

# 2 炎症が長引くと全身の機能が低下する

あなたが転んでヒザを擦りむいたとしましょう。すると、その直後からケガをした部分にジクジクと液体が染み出し、軽い痛みとともに皮膚は赤く腫れ上がっていきます。これが「炎症」です。

炎症反応は、体がなんらかのダメージを受けたときに起きます。有害な刺激を取り除こうと免疫システムが起動し、ケガを修復すべく働き出すわけです。炎症そのものは進化の過程で人体に備わった防御システムであり、私たちが生きていくためには絶対に欠かせません。

**大事なのは、炎症が体の表面だけに起きる現象ではない点です。**

たとえば、関節炎はヒザやヒジの炎症で痛みが起きた状態ですし、アレルギーの場合は、外から入ってきた異物に免疫システムが過剰に反応し、目の充血や鼻づまりといった炎症反応が起きた状態です。どんな場所でも炎症は発生します。

炎症によるパフォーマンス低下の例として、もっとも身近なのは「風邪」でしょう。免疫システムがウイルスと戦い続け、その結果として体には発熱や鼻水などの諸症状が起き、熱のせいで脳が正しく機能しません。誰にとってもおなじみの現象です。

ところが、現代人のパフォーマンス低下は、もっとわかりにくい形で起こります。風邪のように高熱で一気にかたをつけるのではなく、とろ火でジワジワと全身を煮込むような形で進行するのです。

切り傷や火傷といった短期の症状なら問題はありませんが、長期の感染やアレルギーのように炎症が長引くと、一気に話は変わっていきます。

人体を守るために免疫システムが激しい戦いをくり広げるせいで、血管や細胞といった周辺組織にまでダメージがおよび、やがて全身の機能が下がっていくからです。戦争が長びいたせいで水道管や電線が破壊され、やがて国力が下がっていくのに似ています。

## 3 内臓脂肪が減らない限り、体は燃え続ける

ここで「内臓脂肪」について考えてみます。肝臓や腸といった臓器のまわりにこびりつく体脂肪のことです。

人体にとって、内臓脂肪は「異物」でしかありません。そのため私たちの体は、内臓脂肪が増えると免疫システムを動かしはじめ、脂肪細胞が分泌する炎症性物質が臓器に炎症を引き起こします。

しかし、いくら免疫システムが頑張っても、内臓脂肪ばかりはどうにもなりません。体

脂肪を落とすには、食事や運動でカロリーを減らすしかないからです。

**内臓脂肪が減らない限り体はジワジワと燃え続け、炎症性物質で傷ついた血管や細胞が動脈硬化や脳梗塞の引き金になります。これが、「メタボリックシンドローム」の発症プロセスです。**

このタイプの炎症には、ハッキリとした自覚症状がありません。風邪のようにわかりやすい症状が出ないため、「なんだか調子が悪い」や「よく寝たはずなのになぜか疲れている」といったレベルの、謎の体調不良として認識されるケースがほとんどです。そのせいで多くの人は不調の原因がわからないまま時間を過ごし、炎症の導火線は爆発へのカウントダウンを続けていきます。

2017年にカロリンスカ研究所のチームが行った有名な調査を見てみましょう。研究チームは約5万人のスウェーデン人男性を集め、簡単な質問に答えてもらいました。

「全体的に見て、現在のあなたの『健康状態』はどれに当てはまりますか？

『とても良い、良い、普通、悪い、とても悪い』」

続いて被験者の炎症マーカーを調べたところ、興味深い傾向が確認されました。この質問に「体調が悪い」と答えた者ほど、体内の炎症レベルが高かったのです。要するに、主観的に「なんだか体調が……」と感じている人は、その時点ですでに体内が燃え盛っている可能性が大きいと言えます。

もしいまの健康状態が「普通」よりも良ければ問題はありませんが、「悪い」か「とても悪い」だった場合は、体内の炎症はかなり進んでいます。

**謎の不調と炎症は、明確に連動しているのです。**

慢性炎症は、脳の機能にも激しいダメージをおよぼします。

代表的な例は「鬱病」です。その原因には諸説ありますが、これまで有力視されていたのは脳の化学物質に注目した説でした。セロトニンやドーパミンといった脳内ホルモンのバランスが崩れ、精神の不調を引き起こすという考え方です。現在の抗鬱剤も、脳内ホルモンを調整する作用があります。

ところが、鬱に苦しむ患者のなかには、抗鬱剤が効かないケースがよく見受けられます。ミシガン大学の研究によれば、セロトニンが少ない人でもメンタルが健康な人は多く、逆に激しい鬱病なのにセロトニンが多い人も一定数が確認されています。もともと鬱病でセロトニンやドーパミンが少ない人は全体の4分の1にも満たず、脳内ホルモン仮説では説明がつきません。

その代わりに注目され始めたのが「鬱病の炎症モデル」です。人体が何らかのダメージを受けてサイトカインという炎症性の物質が分泌され、脳の機能に影響をあたえるという考え方です。

サイトカインが鬱病を引き起こす経路はまだわかっていませんが、過去に行われた2件のメタ分析でも、鬱病患者の多くにCRPやIL6といった炎症マーカーの増加が確認されています。

メタ分析は過去に行われた複数の実験データをまとめて大きな結論を出す研究法のことで、科学的な信頼性が高い研究手法のひとつです。つまり「鬱病の炎症モデル」は、現時点でかなり精度の高い仮説だと考えられます。

# 4 狩猟採集民の炎症状態はどうなっているか？

いっぽうで、狩猟採集民の炎症レベルはどうでしょうか？

1989年、人類学者のスタファン・リンデベリ氏は、パプアニューギニアで暮らすキタヴァ族のフィールドワークを行いました。キタヴァ族は、漁獲とイモ類の栽培で暮らす伝統的な部族で、いまの地球上でもっとも旧石器時代のライフスタイルに近い暮らしをしています。

調査の目的は、キタヴァ族の健康状態を調べることでした。1960〜70年代に行われた先行研究のデータから、「先進国よりも狩猟採集民のほうが健康ではないか？」という仮説が提唱されていたからです。

そこで220人のキタヴァ族に血液検査を行ったところ、果たして仮説どおりの結果が得られました。キタヴァ族が脳卒中や動脈硬化にかかるケースはなく、糖尿病の発症率はおよそ1％ほど（日本の発症率は15％）。80代の高齢者が認知症にかかることもなく、癌の割合もほぼゼロに近い状態でした。

この他のフィールドワークでも、伝統的な部族には慢性炎症に由来する病気がほぼ存在しないと報告されています。狩猟採集民たちは、まことにうらやむべき健康体を維持しているようです。

現代の日本人と狩猟採集民の違いをまとめると、次のようになります。

- **狩猟採集民＝外傷や感染による短中期的な炎症がメイン。激しい発熱や嘔吐など周囲から見てすぐにわかるような症状が出る。**
- **現代の日本人＝体内で延々とくすぶる長期的な炎症がメイン。誰にでもわかるような症状は表に出ず、少しずつ不調が進行する。**

それにしても不思議です。いかに人種が違うとはいえ、基本的に現代の日本人と狩猟採集民の体は遺伝子的に大差がありません。にもかかわらず、なぜ私たちの体は炎症レベルが高いのでしょうか？　いったいどのような要因が、知らないうちに私たちの心と体を蝕んでいるのでしょうか？

ここで役に立つのが、ハーバード大学の古代人類学者ダニエル・リーバーマン氏が提唱したフレームワークです。リーバーマン氏は、古代と現代のミスマッチが起きるパターンを3つの枠組みでとらえました。

**多すぎる　：古代には少なかったものが、現代では豊富すぎる**
**少なすぎる：古代には豊富だったものが、現代では少なすぎる**
**新しすぎる：古代には存在していなかったが、近代になって現れた**

この分類を使うと、複雑だった問題の見通しがよくなります。

たとえば、「多すぎる」の代表的な例は「カロリー」です。先進国のデータを見ると、この30年で1日の摂取カロリーは増大を続けており、70年代からおよそ400kcalも増大しています。同時に肥満率も増加を続け、過去にはなかったレベルで糖尿病や高血圧の発症率も上がっています。

600万年の歴史のなかで、人類はカロリーが足りない環境に適応するために進化してきました。**そのため、私たちの脳と体は「低カロリー」には上手く対応できますが、「高カ**

**ロリー」を処理するようには設計されていません。**

高カロリーの状態が続けば、あまったエネルギーは皮下脂肪や内臓脂肪として貯蓄され、先に述べた炎症サイクルにはまり込んでいきます。つまり、「多すぎる」は炎症につながるのです。

## 5 睡眠と炎症の関係――カリフォルニア大学の分析

現代の生活で「少なすぎる」ものはなんでしょう？　物質と情報が増大を続ける現代において、古代より足りないものなどあるのでしょうか？

そこで、まず思いつくのは「睡眠」です。

現代人の睡眠は量・質ともに悪化を続けており、２０１０年の国民生活時間調査では、日本人の平日の睡眠時間は7時間14分でした。これは1960年のデータより1時間ほど少ない数字で、アメリカやドイツをふくむ先進18カ国と比べても、韓国に次いで2番目の短眠です。

睡眠不足と炎症の関係を明らかにしたデータも事欠きません。カリフォルニア大学が2016年に72件のデータをメタ分析したところ、次の結果が得られました。

**・平均の睡眠時間が1日7〜9時間の範囲を逸脱すると体内の炎症マーカーが激増する**
**・夜中に何度も目が覚めてしまうような場合も、体内の炎症は増える**

どうやら現代人の睡眠のスイートスポットは7〜9時間のあいだで、これより少なすぎても多すぎても体には大きなダメージが出るようです。

ひるがえって狩猟採集民の睡眠はどうでしょうか？

2015年、人類学者のジェローム・シーゲル氏は、ナミビアやタンザニアで94人の狩猟採集民に活動量計をつけてもらい、日々の行動と睡眠のパターンを記録し続けました。そこでわかったのは、狩猟採集民たちの睡眠の質の高さです。

彼らの睡眠は平均6・9〜8・5時間で、この点は先進国と変わりません。しかし、そのパターンは正確そのもので、日暮れから3時間後には必ず眠り、毎朝7時には自然と目を覚まします。

夜中に何度も目が覚めてしまうケースは一度も確認されず、みな一晩で完全に体力を取り戻していました。目が覚めたのに寝床でダラダラしていたり、ボンヤリした頭を抱えながら狩りに出かけることもありません。

そもそも、彼らが使う言葉には「不眠」や「寝不足」のような単語すら存在しなかったというから驚きです。狩猟採集民には寝不足の感覚など想像もつかないでしょう。

# 6 「トランス脂肪酸」と「孤独」

最後に「新しすぎる」の事例も見ておきます。近代の発明は山ほどあるものの、なかでも人体への被害が大きいのは「トランス脂肪酸」でしょう。

トランス脂肪酸は、植物油に水素を付加して作られた人工の油です。安価で保管が簡単な性質を持ち、パンや揚げ物などに使われています。

その害はほぼ実証済みで、総摂取カロリーのほんの1%をトランス脂肪酸に入れ替えただけでも、悪玉コレステロールの数値は激増します。2005年のハーバード論文でも摂取量が多い人ほど体内の炎症レベルが高いことがわかっており、いまやトランス脂肪酸の害に反対する専門家はいません。

**トランス脂肪酸がここまで体に悪いのは、肝臓の働きを乱すからです。**大半のコレステロールは脂質・糖質・タンパク質をもとに肝臓で作られますが、トランス脂肪酸は人体にとって「新しすぎる」せいで上手く材料として使えず、結果として悪玉コレステロールが製造されてしまいます。いわば肝臓がパニックを起こしたような状況です。

**「新しすぎる」の事例は物質だけにとどまりません。たとえば「孤独」なども非常に現代的な現象です。**

ここ数年、科学の世界では「孤独」が大きな注目を集めるようになりました。2015年にブリガムヤング大学が行ったメタ分析により、孤独感はタバコや肥満と同じぐらい全身に炎症を起こし、早死にのリスクを高めることがわかったからです。具体的には、孤独感が強い人は早期死亡率が26％も高まり、社会からの孤立が長引けば、その数字は32％にまでアップします。驚くべき悪影響と言えるでしょう。

前述のとおり、人類は長らく社会的な動物として進化してきました。たいていの部族は100人前後のユニットで行動し、生まれてから死ぬまでコミュニティのサイズはほとんど変化しません。食事や睡眠はつねに仲間たちと一緒で、ときにはセックスですら集団のなかで行われるほどです。

古代の厳しい環境では、グループからの離脱は死を意味しました。現代の日本人にとってはプライバシーがゼロの状況も、原始人や狩猟採集民にとっては適したライフスタイルなのです。

そのため、私たちの脳には「人間関係が希薄な環境」に対応するためのシステムが備わっていません。現代のように核家族や地域コミュニティのような仕組みが消えつつある状況では、「孤独」は自分の生存を脅かすものとして認識されます。

**トランス脂肪酸に肝臓がパニックを起こしたように、「孤独」を感じた脳もまた「新しすぎる」脅威に対して抵抗を始め、免疫システムを過剰に働かせた結果、全身は炎症の炎に包まれていくのです。**放っておけば、体内の炎症は暴走を続けるばかりです。

いかにも難問ですが、具体的な方法は第3章からお伝えしましょう。

## 古代より多すぎるもの、少なすぎるもの
## 存在しなかった新しいもの

### ・多すぎる

摂取カロリー
精製穀物
アルコール
オメガ6脂肪酸
塩分
乳製品
飽和脂肪酸
満腹感
食事のバリエーション
人口密度
衛生設備
人生の価値観

### ・少なすぎる

有酸素運動
筋肉を使う運動
睡眠
空腹感
ビタミン
ミネラル
食物繊維
タンパク質
オメガ3脂肪酸
自然との触れ合い
有益なバクテリアとの接触
太陽光の摂取量
深い対人コミュニケーション
他人への貢献

### ・新しすぎる

加工食品
トランス脂肪酸
果糖ブドウ糖液糖
公害
人工照明
デジタルデバイス
インターネット
慢性的なストレス
化学物質
重金属
処方薬
抗生物質
孤独
仕事のプレッシャー

〈不安編〉

# 7 不安障害の患者は15年で2倍に増加

1927年、作家の芥川龍之介は、『続西方の人』を書き終えたあとに大量の睡眠薬を飲んで命を絶ちました。その際に書かれた遺書は、次のようなものです。

「誰もまだ自殺者自身の心理をありのままに書いたものはない。僕は君に送る最後の手紙の中に、はっきりこの心理を伝えたいと思っている。君は新聞の三面記事などに生活難とか、病苦とか、或は又精神的苦痛とか、いろいろの自殺の動機を発見するであろう。しかし僕の経験によれば、それは動機の全部ではない。のみならず大抵は動機に至る道程を示しているだけである。

少くとも僕の場合は唯ぼんやりした不安である。何か僕の将来に対する唯ぼんやりした不安である」

天才作家の鋭い感性が、自殺の心理を的確にとらえた名文です。すべての自殺者が同じような心持ちで死を覚悟するわけではないでしょうが、ここには多くの現代人が抱える問題の一端が示されています。すなわち、「文明病としての不安」の問題です。

**現代が「不安の時代」であることは、多くのデータが示しています。**

2013年にワシントン大学が44カ国のデータをまとめたメタ分析によれば、不安障害を患う人の数は全世界で13人に1人もの割合に達するとのこと。人生のどこかで不安障害に苦しんだ人の数までカウントすれば、発症率は3人に1人にまではね上がります。

日本でも不安障害の数は増え続けており、2011年の厚労省調べでは不安障害の治療を受けている患者の数はおよそ157万人。この数字は1996年のデータの約2倍です。

しかし、いきなり不安は文明病だと言われても、すぐ納得できる人は少ないでしょう。現代人にとって「不安」は日常的な感情ですし、厳しい環境で暮らす原始人だって日常的な気苦労があったはずです。

実際、人類と不安のつきあいは長く、1621年に刊行の書籍「メランコリーの解剖学」には、スピーチ不安症にかかった男性の事例が掲載されています。紀元前5世紀にヒポクラテスが残した文書にも、現在の「社交不安障害」にそっくりな症状が描写されているほどで、不安はつねに人類とともにありました。

ところが、いっぽうで不安障害の発症率には大きな地域差があるのも事実です。

2017年にWHOが世界26カ国で行った調査では、不安障害の患者数は、ほぼ各国の近代化のレベルに対応していました。アメリカやオーストラリアでは、不安障害の発症率が8%前後だったのに対し、ナイジェリアのような発展途上国ではたったの0・1%にしか過ぎません。

やはり「文明化」には、現代人の不安を促進する何かがあるのでしょうか?

# 8
# 「ぼんやりした不安」と「はっきりした不安」

原始のサバンナ、あるいは密林の暮らしを想像してみましょう。

木々の奥には猛獣がひそみ、草むらには毒性を持った植物が繁殖。必要な獲物を確実に仕留められるとは限らず、悪ければ木の実や根茎類すら手に入らない可能性もあります。まことに不安に満ちた生活です。

しかし、その代わりに原始の不安には、シンプルで対処しやすいという利点があります。猛獣に襲われれば戦うか逃げるかの二択を選ぶしかありませんし、食べ物が見つからなければサバンナを探し回るか飢えをガマンするだけです。もし病気になったとしても、休息しながら栄養を摂る以外に選択肢はありません。

現代の不安はどうでしょうか？

もしあなたの会社がブラック企業だった場合、今後の生活を考えてすぐに辞めるべきか、思い切って別の進路を探すべきかは簡単に判断できません。年功序列が崩れた現在では成果を上げ続けねばならないプレッシャーも増え、仕事への不安はかつてないレベルで増え続けています。

さらに現代に特有なのが、コミュニケーションの不安です。

SNSのおかげで交流できる人の数は飛躍的に増えたものの、匿名の傘に守られた安心感のせいで必要以上に攻撃的な言葉を吐いてしまったり、不用意な書き込みに対して無数のユーザーからバッシングを受けたりと、その心理的なダメージの質と量は、古代の世界とは比べものになりません。

対して狩猟採集民のコミュニティは最大でも200人程度がリミットで、見知らぬ相手とコミュニケーションを取るケースはまずありません。数が少ないぶんだけ人間関係は親密かつ濃厚で、たとえ浮気やケンカなどのトラブルが起きた場合でも、長老による裁定や部族間ルールなどで解決が図られ、対人関係の不安が長々と続くケースはまれです。

要するに、原始的な社会では、どのように不安を解決すべきかが明確なのです。**芥川龍之介の「ぼんやりした不安」を現代的な不安とするならば、原始的な不安は「はっきりした不安」と言えるかもしれません。**

ただし、現代と古代における不安の違いをもとに、「昔の暮らしには人間味があってよかった」という懐古趣味的な結論を導き出すのは間違いです。

濃密な人間関係には、相応のデメリットがあります。住民の相互監視によるプライベートの不在や、自由度の低さから生まれる精神的な重圧は古代社会のほうが上でしょう。

が、現代と古代の優劣を考えても仕方ありません。私たちにできるのは、環境の変化が人類にあたえた影響を探り、粛々と対策を考えていくことだけです。

## 9 不安は記憶力、判断力を奪い、死期を早める

「ぼんやりとした不安」は、現代人の脳のパフォーマンスとQOL（人生の質）に多大な影響をおよぼしています。代表的な例を4つ挙げましょう。

**第一に、慢性的な不安はあなたの記憶力を低下させます。**

2013年にインド国立生命科学研究センターが行った研究によれば、つねに何らかの不安を感じている人には、脳の海馬が小さくなる現象が認められました。海馬は大脳辺縁系の一部で、新しい記憶や学習能力などに関わる器官です。

**第二に、不安は、あなたから理性的な判断力を奪います。**

物事がうまく進んでいるときには、私たちの脳は衝動や欲望を抑えつけることができます。しかし、不安感が高まると様々な化学物質の連鎖が起こり、より原始的な脳の働きが優勢になっていくのです。不安が起きた瞬間に論理的な判断力を失ってしまうケースは、誰にも心当たりがあるでしょう。

**第三に、不安はあなたの死期を早めます。**

2013年の観察研究では、約7万人の高齢者を10年にわたって追いかけたところ、日常の不安レベルが高い人は心疾患や脳卒中のリスクが29％も上昇していました。

その原因ははっきりしないものの、研究チームは「不安が強い人は自分を大事にしないからではないか？」と推測しています。不安な気持ちが自尊心を低め、過度な飲酒や運動不足につながる、というわけです。

最後に、不安は不安を呼び込みます。ぼんやりとした不安のせいで脳の扁桃体が敏感になっていき、やがて少しのストレスにも過剰な反応を起こすようになるのです。泥棒の侵入におびえて自宅に防犯センサーを付けすぎしまい、子猫が庭に侵入しただけで警報が鳴り響くようになったようなものです。

というと笑い話のようですが、ぼんやりとした不安は、鬱病から自殺へと進む確率が高い「死に至る病」でもあります。脳のパフォーマンスが下がるだけならまだしも、命まで落としては笑えません。

## 果たして、ここまで現代人が不安をこじらせたのはなぜでしょう？

細かい原因ならいくらでも想像がつきます。不安定な仕事、少ない貯蓄、身体能力の衰え、愛する者の死。いずれも普段から意識しているわけではないものの、頭のどこかにいつも薄っすらとこびりつき、ふとした瞬間に、私たちに漠然とした不安感を与えます。

しかし、細かな原因にすべて立ち向かうのは無理な話。真に不安を解決するには、「文明病」の視点に立ちつつ、現代と遺伝のミスマッチを探らねばなりません。そのために、「そもそも不安とはなにか？」について考えてみましょう。

進化論では、ヒトが持つ性質や器官は、すべて何らかの理由があって生まれたと考えます。目は周辺の情報を集めるため、足は獲物を追いかけるため、腕は道具を使って食料を集めるため、といった具合です。

どんなに小さな器官にも独自の役割があり、眉毛は額を伝う液体から目を保護する役割を持ち、爪は神経の保護や手足のグリップを高めています。かつては不要な臓器とも言われた盲腸にも、近年では腸の働きを正常化する作用があったことがわかってきました。すべてに存在理由があるのです。


この考え方は、私たちの感情にも当てはまります。

たとえば「怒り」の存在理由はなんでしょうか？　現代において「怒り」はネガティブな感情として捉えられがちですが、ユタ大学の人類学者エリザベス・カシュダンは次のように言います。

「攻撃性は人類に備わった基本的な性質だ。怒り、復讐心、悪意といった感情は、特定の環境で個人の生存と生殖の機会を高めるために進化してきた」

すべての生物は生き残るために進化をくり返し、自分の遺伝子を次の世代に受け渡すことを最終目的にしてきました。つまり、長寿と繁栄です。

古代の世界を生き抜くためには、「怒り」の感情は絶対に必要だったでしょう。他の部族の襲撃を受けたときや仲間が食料を盗んだときなどに、すばやくアクションを起こすには怒りのパワーが欠かせません。つまり、生存や繁殖の危機に対して行動の勇気を与えてくれるのが、「怒り」の本来の機能なのです。

# 10 危険を知らせるアラームとしての役割

それでは「不安」の存在理由はなんでしょう？ 人類の進化のなかで、「不安」はどのような役割を果たしてきたのでしょうか？

**結論から言えば、不安の機能は「アラーム」です。**

目の前の草が動いたのは、奥にライオンがいるからではないか？ この葉っぱを食べたら体を壊すのではないか？ このような、まだ正体があきらかではない生存の危機を察知し、事前に対策を取れるようにアラームを鳴らすのです。

これは人類にとって最も重要な機能のひとつです。不安がなければ人類は未来の危険になすすべがなく、ほどなく絶滅に至ったでしょう。

いっぽうで「喜び」や「楽しさ」といったポジティブな感情がなくても、すぐに生存の危機には結びつきません。もちろん喜びのない人生など送りたくはありませんが、少なくとも人類の進化においては、ネガティブな感情のほうが役に立ってきたのは間違いありません。

その証拠に心理学の世界では、「ポジティブな感情よりもネガティブな感情のほうが強度が高い」という現象が昔から確認されてきました。

有名なのは、2004年にロードアイランド大学が行った実験です。研究チームは、有名IT企業で60個の事業部を調べ、収益の高さや顧客の満足度をもとに優秀なチームとダメなチームの違いがどこにあるのかをチェックしました。

結果は、研究者にとっても意外なものでした。もっとも収益が高かった事業部のメンバーは、仕事中にポジティブな発言をする割合が、ネガティブな発言の6倍も多かったのです。

これはつまり、「来月の利益は最悪だ……」のように不安なコメントの悪影響をひとつ打ち消すためには、「君の意見には大賛成だ」といったポジティブなコメントを6つもぶつけねばならないことを意味します。それぐらい、ネガティブな感情は私たちの心をかき乱す劇薬です。

ちなみに、もっとも収益が悪いチームのポジティブ：ネガティブ比は0・36〜1でした。2つのコメントの量が同じだった場合でも、私たちのパフォーマンスは大きく低下するようです。

ポジティブとネガティブの不均衡は、古代の環境であれば良い方向に働きます。不安の影響力が強いおかげで人類は猛獣の脅威から逃れ、感染や寄生虫のリスクを抑え、子孫を繁栄させてきました。

ところが、不安の質が変わった現代では、かつてはうまく働いた機能が動作しません。「ぼんやりした不安」のせいでアラームが誤作動を起こし、やがて頭の中で非常ベルが鳴りっぱなしの状態になっていくからです。

# 11 農耕を始めて身長が20センチ低くなった？

不安の機能がわかったところで、あらためて最初の疑問にもどりましょう。すなわち、「現代の不安における遺伝のミスマッチとは？」の問題です。この謎を解かない限り、現代人の不調は改善されません。

この問いは、言いかえれば「私たちは何にそこまでおびえているのか？」ということでもあります。不安定な仕事、体調の衰え、金銭的な問題など、一見バラバラのように思える不安の原因には、どのような共通項があるのでしょうか？

**その答えは、ひとことで言えば「未来の遠さ」です。**

いつか体を壊すのではないか……、そのうち生活資金がなくなるのではないか……、やがて大地震で家がなくなるのではないか……。

どれも明日にでも起きる悲劇かもしれませんし、もしかしたら死ぬまで何もないかもしれませんが、いずれにせよただちに行動しなくても死ぬわけではないでしょう。

しかし、人類に備わった「不安」は、あくまで目の前に迫った危険への対策をうながすためのシステムです。先の例のように、いまの瞬間よりも時間軸が未来にある危険に対しては、そもそもプログラムが対応していません。その結果として、遠いアラームの誤作動が引き起こされるわけです。

いったんこうなると、やがてアラームの誤作動は常態化し、自分が何におびえているのかすらわからなくなってしまいます。芥川龍之介を死に追いやった「ぼんやりとした不安」は、人体のプログラムエラーが生み出した副作用でもあります。

かくも不安に満ちた現代人の時間感覚は、いつから変化を見せたのでしょう？　紀元前5世紀にヒポクラテスが不安障害の記録を残している事実を見れば、人類史の早い段階で大きな変化が起きたと考えたほうがよさそうです。

ここで、話は2万年前にまでさかのぼります。

実はこの時期、古代の人類は後にも先にもないターニングポイントを迎えました。それが、農耕の開始です。

狩猟採集民が農耕生活を始めたのは1万1000年～2万3000年前のこと。西アジアの一帯で麦の栽培や羊の牧畜がスタートし、やがて世界中に広がっていきました。農耕の出現により、人類の生活は一変します。その日暮らしだった狩猟採集生活とは違って定期的に食料が手に入り、穀物を貯蔵しておけば飢えに悩む可能性も激減するのだから、ここまで人類が繁栄できたのはまぎれもなく農耕のおかげです。

しかし、農耕は様々な弊害も生みました。代表的なのは「栄養不足」でしょう。初期の農耕はムギやヒエなどの穀類がメインで、狩猟採集民が主食にしていた根茎類や種子類ほどビタミンやミネラルをふくんでいませんでした。

ギリシャやトルコで見つかった古代人の骨から推測すると、氷河期の原始人は男性が約180cm、女性が約150cmの身長だったのに対し、紀元前3000年ごろには男性が約160cm、女性が152cmまで低下しています。マサチューセッツ大学の研究でも、古代の狩猟採集民にくらべて農耕民族は50%も歯のエナメル質が減り、3倍も骨折の発症率が高かった事実がわかりました。これらのデータは、いずれも農耕民の深刻な栄養不足を示しています。

さらに、農耕は「社会階層の出現」という副作用も生みました。狩猟採集民と違って食料の保存が可能になったせいでリソースの偏りが発生し、持つ者と持たざる者の区分けができあがったのです。

ギリシャのミケーネ遺跡から出土した紀元前1500年の化石を見れば、この時期すでに人類に貧富の差ができていたことがわかります。平民にくらべて王族の身長は7センチも高く、虫歯の数もおよそ6分の1ほどでした。農耕とは不平等の起源でもあるのです。


**そして、農耕がもたらした変化のなかでも、もっとも現代人への影響が大きいのが「時間感覚の変化」です。**


農耕を効率よく進めるには、長期的なタイムフレームが欠かせません。

秋から初冬にかけて種をまき、変化のない冬を耐えて待ち、ようやく初夏に収穫する……。1年も先のことを考えて行動する習慣は、それまでの人類にとってまったく未知のものでした。ここにおいて、人類は初めて「遠い未来」を思い描かねばならなくなります。

ところが困ったことに、人類の遺伝子には「遠い未来」に対応するシステムが備わっておらず、「不安」という短期用のプログラムを駆使しながら、どうにかやりくりしていくしかありません。天体の運行をもとに時計やカレンダーを編み出したのも、システムの不備を補うための発明だったのでしょう。

# 12 アフリカ人には未来という感覚がない

もちろん、私たちに原始人の時間感覚まではわかりません。化石や出土品を見ても彼らの感覚までは調べようがなく、「農耕による未来の出現」は、あくまでもっともらしい仮説のひとつです。

が、ここにひとつ興味深い事例があります。ケニア出身の牧師であるジョン・ムビティ氏によれば、「アフリカ人には未来の感覚が存在しない」というのです。

1970年の著書『アフリカの宗教と哲学』に、彼はこう書いています。

「アフリカ人の伝統的な観念によれば、時間は長い『過去』と『現在』とをもつ二次元的な現象であり、事実上『未来』をもたないのである。西洋人の時間の観念は直線的で、無期限の過去と、現在と、無限の未来とをもっているが、アフリカ人の考え方には実際上なじみのないものである。未来は事実上存在しない。未来の出来事は起こっていないし、実現していないのだから、時間を構成しえないのである」

ムビティ氏はケンブリッジ大学で博士号を得たエリートであり、あくまで西洋的な時間の考え方も熟知したうえで「アフリカ人には未来の感覚がない」と言い切っています。いまの日本人には、想像もつかない感覚でしょう。

言われてみれば、いかにも狩猟採集民に「未来」の感覚は薄そうです。

たとえばナミビアで暮らすブッシュマンは、朝は必ず同じ時間に起き、男は獲物を探して草原に向かい、女は木の実や果物を集めに森の中へ入って行きます。食料を探す時間は1日に4時間ほどで、あとは日陰で仲間と談笑したり、子供とゲームをして遊ぶのが平均的な日常です。

その暮らしぶりにはほとんど変化がなく、1年先はおろか明日の計画を立てて動くようなこともありません。狩猟採集民の時間感覚は最大でも1日が上限で、あとは同じようなタイムフレームのくり返しと言えるでしょう。

2000年には、オックスフォード大学の人類学者ヒュー・ブロディ氏が、30年にわたってイヌイットやネイティブ・アメリカンの暮らしを調査したうえで、こんな結論を導き出しています。

「人類学者の見るところ、狩猟採集民はいま現在に神経を集中する。行動を決めるのは目の前の獲物であって、またの機会を待つ、あるいは、長期的な戦略に立って意思決定を下すことはない。

社会人類学者のジェイムズ・ウッドバーン氏が言う、当座の欲求を求める人々と、充足を将来に引き延ばす人々の違いがここにある。当座の充足を求める狩猟採集民の特性は、彼らの時間認識と不可分である。いま現在に関心の焦点を据えると、過去と未来はそこに起きている事象を迂回する。これを言い換えると、狩猟採集民はすべてを現在と捉えることで時間を超越するのである」

つまり、狩猟採集民のタイムフレームは、あくまで「いまここ」がメイン。現代人のように数年先を思い描くようなことはないために、未来の感覚が生じないわけです。

永遠の現在を生きていれば、遠い未来の不安に悩むこともありません。「時間の超越」とは、そういうことです。

# 13 ピグミー族の「時間割引率」は異常に高い

私たちと狩猟採集民の時間感覚の違いは、実証研究でも裏付けられています。ロンドン大学のグル・デニーズ・サラーリが、コンゴで暮らすピグミー族の「時間割引率」を調査した実験です。

時間割引率は行動経済学で使われるアイデアで、「将来の価値をどれだけ割り引いて意思決定を行うのか？」の割合を意味します。

たとえば、あなたが「いま1万円手に入るのと、1年後に1万1000円手に入るのと、どちらを選ぶか？」と質問され、いまの1万円を選んだとしましょう。方程式にすれば「1万1000円÷X＝1万円」なので、1年間の割引率は10％という答えが弾き出されます。あなたは年に1割もの利益を捨てて、いまの1万円を選んだわけです。

この数字から判断できるのは、あなたが「現在と未来のどちらに重きを置いているかどうか?」です。すなわち割引率が高い人ほど現在の価値も高く、悪く言えば「短絡的」、良く言えば「いまを生きている」ことになります。

さて、ロンドン大学の実験結果は、予想をはるかに超えるものでした。ピグミー族の時間割引率は、コンゴの都市部で暮らす者より5倍も高かったからです。

ここまでの差が出ると、もはや現在と未来のどちらが重要か? といったレベルの話ではないでしょう。近代化された住民の時間感覚にくらべて、ピグミー族は徹底的に目の前の「いま」に集中し続けているのです。

サラーリ博士は次のように言います。

「狩猟採集民の世界では、必要なものを分け与えるルールが確立している。そのような状況では、大きな報酬を先まで待つのは逆に危険な戦略だ。

狩猟採集の社会には、シェアリングシステム、所有物を公平に分かち合う制度などの要素がよく見られる。これらの現象は、生きるのに必要な資源を手に入れるために生まれた社会的な適応の産物だろう。平等を重んじるシステムを維持することで、狩猟採集民は環境の変化に対応しているのだ」

狩猟採集社会では「平等」の価値観が重要視されており、そのようなシステムのなかでは未来の感覚が薄いほうが生存に有利だというわけです。こういった助け合いのシステムも、狩猟採集民の不安が暴走しない一因なのでしょう。

とはいっても、すでに「未来」の存在を知ってしまった現代人が、いまさら「時間の超越」に挑むのは不可能な話です。現代の環境のなかで未来の不安に立ち向かうには、できる範囲で現代と古代の時間感覚のズレを調整していくしかありません。その具体的な方法については、第6章から見ていきます。

ここまで、「炎症と不安」という2つの要素が、いかに現代人のパフォーマンスを低下させているかについて考えてきました。

しかし、この2つは独立した問題ではありません。それぞれが互いに影響を与え合い、負のスパイラルを描いています。

「ぼんやりとした不安」が脳に炎症を起こし、そのせいで増強された不安が、さらなる炎症の火種に変わる……。

この負のサイクルをどこかで断ち切らない限り、現代人のパフォーマンスは低下し続けていくばかりでしょう。その作業は、あなたにしかできません。

# 第 3 章

# 腸

INTESTINE

# 1

# 現代人の腸はバリアがどんどん破れている

あなたに数年来の親友がいるとしましょう。

2人は生まれてからずっと一緒で、ほどなく共同で暮らすようになりました。あなたは友人に住む場所を提供し、その代わりに友人は炊事や洗濯をすべてやってくれます。もはや、あなたは友人なしで生活ができません。

そんなある日、関係に異変が起きます。あなたは、今まで助けてもらった恩を忘れて友人を自宅から追放。それでもめげずに戻ってくる友人を、何度も何度も追い出し始めたのです。

なんともひどい話ですが、実はここ数十年、人類は同じような過ちをくり返してきました。その友人とは、「腸内細菌」のことです。

腸内細菌は、ヒトの消化器官のなかに住み着く様々な微生物で、ヨーグルトなどに含まれるビフィズス菌や乳酸菌が有名です。その数はおよそ100兆〜1000兆で、これは人体のすべての細胞の数を超えます。

その全容はまだ解明されていませんが、腸内細菌の働きぶりは凄まじいものです。たとえば、腸内細菌は、アミノ酸や食物繊維などを材料にして、ビタミンB群やビタミンKといった重要な成分を合成します。おかげで私たちは、主要なビタミンの欠乏症から免れることができています。

ほかにも栄養の吸収を助けたり、食物繊維を分解してエネルギーに変えたり、脂肪酸を生成して腸壁を守ったりと、その活躍は八面六臂。いずれも私たちが健やかに暮らすために欠かせない機能で、腸内細菌なしで人体は正常に働きません。

**数ある腸内細菌の働きのなかでも、もっとも大事なのが「外敵との戦い」です。**

腸管は栄養の吸収を行うための器官ですが、いっぽうでは細菌やバクテリアなどの脅威にさらされています。人間の腸は、栄養を体内に送り込むと同時に外敵が体内に入り込むのを防ぐという、非常に難しい役目を任されているわけです。

そんななか、腸内細菌は兵隊として働きます。

まずは善玉菌が腸内に巨大なコロニーを作り、敵に立ち向かうための前線基地を設営。そこで栄養素をもとにバクテリアを駆除する武器を作り出し、腸管からの侵入をブロックするのです。

同時に、腸内細菌は食物繊維から酪酸という脂肪酸を生産し、これで有害物質が体内に入り込むのを防ぎます。腸内細菌がなければ、私たちの免疫システムは攻撃も防御もままなりません。

ところが、人類の暮らしが近代化するなかで、このシステムに不調が出てきました。その根っこにあるのが、「リーキーガット」という症状です。

これは腸の細胞に細かな穴が開いてしまう現象のことで、日本語では「腸管壁浸漏症候群」と呼びます。腸の粘膜をつなぐ結着細胞が壊れて、バリア機能が破れた状態を意味しています。

いったんリーキーガットが起きると、腸の穴から未消化の食物やエンドトキシン（毒素）などの有害物質が血管に侵入。これに反応した人体は免疫システムを作動させ、体内のあらゆるエリアに慢性的な炎症を発生させていきます。

こうなってしまうと、どんなに健康的な生活をしても、なかなか効果は出ません。いくら野菜を食べようが、毎日8時間ずつ眠ろうが、腸のバリアを突破した毒素が体内で暴れ続けるからです。

**リーキーガットはアレルギーや認知機能の低下など様々な症状を起こしますが、なかでも重要なのは「疲れやすさ」との関係性でしょう。**

2016年、コーネル大学の研究チームが、「慢性疲労症候群」に悩む患者の腸内細菌を調べる研究を行いました。「慢性疲労症候群」は少しの作業でも疲れきってしまう症状を指し、掃除や洗濯のような日常的な家事でも精神と体力を消耗していきます。一晩寝ても疲れがとれず、激しい頭痛や記憶力の低下などが起きるケースも少なくありません。

その実数は不明ながら、厚労省の調査では38・7％の人が慢性的な疲労を報告。1960年代とくらべれば、「謎の疲れ」に悩む人の数は激増しています。

コーネル大学の研究結果は、慢性疲労と腸内細菌の関係を強く示していました。慢性疲労症候群の患者は健康な人にくらべて腸内細菌の種類が少なかったうえ、疲れやすい人ほど体内の炎症レベルが高く、リーキーガットの割合も多かったのです。

**この結果をもとに研究チームは、現代人の謎の疲れに対して、食物繊維やヨーグルトが効く可能性を示唆しています。**

## 2 衛生的な生活が免疫システムを狂わせる

ヒトと類人猿のＤＮＡをくらべた２０１６年の研究によれば、およそ５３０万年前には、私たちと腸内細菌は「持ちつ持たれつ」の関係だったと推測されています。腸内細菌は、人類にとって最古の友人だと言えるでしょう。

にもかかわらず、現代人は最古の友人との共同生活を取りやめようとしています。長い人類史のなかで、初めての仲違いが起きているのです。

その原因はおもに２つで、ひとつめは「衛生の発達」です。

言うまでもなく、現代人は衛生の発達で平均寿命を大きく延ばしてきました。古代人を悩ます多くの感染症を克服できたのは、抗生物質のような医薬品を発明し、クリーンな水道水や下水といった衛生設備を発展させたおかげです。

**ただし、この発明が現代人に重大な副作用をもたらしたのも事実ではあります。抗生物**

**質が腸内の善玉菌を殺し、衛生設備が有用な菌との接触を妨げてしまうからです。**

典型的なのが、1989年の東西ドイツで観察された事例でしょう。

この時期、東ドイツの生活水準は西ドイツより低く、衛生環境はかなり劣悪なものでした。ところが、いざ東西が統一された後に調べてみると、清潔な暮らしをしていた西ドイツの方が、東ドイツより花粉症の患者数が4倍も多かったのです。

この現象は、東ドイツでは女性の就業人数が多かったため、保育所の利用率が高かったせいで起こりました。衛生状態が悪い保育所に預けられた乳幼児のほうが微生物にさらされやすく、そのぶんだけ免疫システムが鍛えられたのです。

腸内細菌のエキスパートであるロンドン大学のグラハム・ロックは言います。

「高度に近代化した国ではライフスタイルが大幅に変わり、環境内の微生物や寄生虫との接触が減っている。これらの生物は、人類の進化のうえで免疫系の生理反応をつかさどる重要な役割を果たしてきた」

かつては身の回りにあふれていた微生物が近代化のプロセスとともに減り、そのおかげで免疫システムに狂いが出たというわけです。

実際、狩猟採集民の多くは、先進国の住民よりも多種多様な腸内細菌を持っています。たとえばアマゾンのヤノマミ族を調べた調査によれば、彼らの腸内に住み着く細菌の種類はおよそ50種超。これに対して、一般的な西洋人の腸内には数種類の細菌しか存在していません。

もうひとつ、現代人の腸内細菌が変化した理由は「腸内細菌の食糧難」です。これだけ食べ物が豊富になったにもかかわらず、私たちの腸内細菌は、まともに食事ができていません。

まず前提として、腸内細菌はおもに食物繊維を食べて繁殖します。

本来のエネルギー源は炭水化物ですが、ブドウ糖の大半は小腸で吸収されてしまうため、腸内細菌が大量に住む大腸まではほとんど届きません。そこで彼らは食物繊維をエサにしているのです。

**にもかかわらず、現代人は年ごとに食物繊維の摂取量が減っています。**厚労省は1日の食物繊維の摂取量を20～27ｇに定めていますが、いまの日本人は13～17ｇ程度しか摂れていないのが現状です。

これに対して、コロラド州立大学が229種の狩猟採集民を調べたところ、彼らは1日で42・5ｇもの食物繊維をとっていました。エサの量に2倍以上もの差があるのだから、先進国と狩猟採集民の腸内環境に違いが出るのも当然でしょう。

いったん旧友と別れてしまった私たちが、再びかつての仲を取り戻すにはどうすればいいのでしょうか？

道のりは簡単ではありませんが、ここまでの話を見れば、おのずと対策は浮かび上がってきます。すなわち、腸内細菌と仲直りした上で、彼らをもてなせばいいのです。

# 3 抗生物質を使うと腸内細菌が大量に死ぬ

旧友と仲直りするためには、まず彼らの部屋を整理し直さねばなりません。そのために最初にすべきは、抗生物質の乱用を避けることです。

抗生物質の悪影響に関する研究は多く、たとえば2008年の実験では、たった1回の使用でも腸内細菌の3分の1が死に、そのダメージは半年が過ぎても回復しませんでした。

抗生物質でお腹を壊す人は多いですが、これも腸内環境の悪化が原因のひとつだと考えられています。

もっとも、ここ数年は世界中で抗生物質の利用を減らす傾向にあり、日本でも無闇に処方されることは少なくなりました。医療機関で抗生物質を処方された場合は、どのような細菌感染が疑われるのかさえ確認しておけば問題はないでしょう。

また、抗生物質と同じく使用をひかえたいのが抗菌グッズです。日本のドラッグストアでも定番の商品ですが、この手のアイテムには2つの問題があります。

第一に、薬用ソープに使われる抗菌成分が、肌に住み着く有益なバクテリアまで殺してしまう点です。

なかでも注意したいのはトリクロサンとトリクロカルバンの2つで、どちらも体内のホルモンバランスを乱す作用を持ち、米国食品医薬品局も「体への害が大きい」との警告を出しています。

この結果を受けて、アメリカ政府はこんなコメントを出しました。

「消費者は薬用ソープにより雑菌の繁殖を防げると思っている。しかし、いまのところ薬用ソープの効果を示す証拠はゼロだ。普通の石けんと水を使ったほうがいい」

手や体を洗いたいなら、昔ながらの石けんを使えば十分。石けん素地だけを使った無添加のボディソープなどを使うのがおすすめです。

細菌の住む場所は腸内だけではありません。彼らは人間の居住空間にもコロニーを作り、腸内環境に影響を与えています。

特に古代と現代で大きく違うのが、「シックハウス症候群」の問題です。アルデヒドのような人工の化学物によって起きる症状を指す言葉ですが、近年では、自宅やオフィスに漂うカビなどによって、頭痛や疲労が起きてしまう現象が注目されています。

悪性のカビが増えやすいのは壁や天井の裏で、知らぬ間にコウジカビやアオカビといった菌種がコロニーを形成。ＭＶＯＣと呼ばれる揮発性の有機化合物を大気中にまきちらし、私たちの体に咳や熱といった炎症反応を起こします。

カビ毒の害を示すデータは多く、１９９８年には、米国小児科学会が1才以下の幼児はカビの多いビルに近寄らないように勧告を出したほど。アメリカの環境保護庁が２００７年に行った調査でも、全米における喘息患者のうち21％はカビ毒が原因だと推測しています。

シックハウス研究で有名なリッチー・シューメーカーの研究によれば、一般的なビルや家屋がカビ毒に汚染されている割合はなんと50％超。現代の住環境が抱える問題については、次のように指摘しています。

「人類は自然環境のなかで暮らし、動物たちと触れ合いながら進化してきた。近年まで、人類の住居は木材や土、藁、動物のフンなどで作られていた。それに比べて現代の住居はプラスチックやコンクリートなどでできており、換気もよくない。そのため人間にとって有益なバクテリアがコロニーを作れないのだ」

古代の住居は通気性がよく、現代のような水まわり設備もなかったため、有毒なカビが発生しづらい環境でした。ＭＶＯＣによる害など発生しようがなかったわけです。

シックハウス対策には、以下の対策をおすすめします。

- **部屋の換気は欠かさない**
- **水まわりのトラブルはすぐに直す**
- **屋根の雨どいは定期的に掃除する**
- **部屋の湿度は30〜50％に保つ**
- **空気清浄機を置く**

## ・室内での喫煙は厳禁

このなかで、もっとも重要なのは水まわり設備です。排水や水道管が何らかの損傷を受けると、その後24～48時間でカビ毒が発生し、放線菌やエンドトキシンを大気中に巻きちし始めます。心当たりのある方は、ぜひ修理を依頼してください。

さらに、室内の換気を徹底したうえで空気清浄機を1台置くと、さらにカビ毒の害を防ぐことができます。

空気清浄機には様々な機種が発売されていますが、正しい商品を選ぶポイントはひとつだけ。「HEPA」と呼ばれるフィルタさえ搭載していれば、何を選んでも大差はありません。

「HEPA」は0・3マイクロメートルのホコリを99・97％ブロックする性能を持ち、家庭用の空気清浄機としては最高の性能を持ったフィルタです。一般的なカビの胞子は3～10マイクロメートルなので、十分にとらえることができます。

**部屋の換気は私たちの腸内環境を左右し、ひいては体内の炎症にもインパクトをあたえます。現代では、人間とバクテリアが共存できる住居こそが理想の空間なのです。**

# 4

## 発酵食品の凄い効果――ロンドン大学の研究

身の回りを整えたところで、いよいよケンカ別れした腸内細菌を迎え入れましょう。手軽で効果が高いのは「発酵食品」です。

納豆、キムチ、ヨーグルトなど、人類は大昔から数々の発酵食品を作り、微生物との仲を深めてきました。ハーバード大学のエヴァ・セルフーブは、古代の食生活に関する先行研究を次のようにまとめています。

「旧石器時代の人類は、知らずのうちに発酵食品をたくさん食べていたはずだ（ハチミツ、フルーツ、ベリー類など）。微生物の知識こそなかったが、わたしたちの祖先は、発酵食品や発酵飲料の風味と保存性、さらには精神の高揚と鎮静作用に気づいていた。人類が発酵食品を作り始めた時期はよくわからないが、新石器時代の出土品を分析した結果によれば、1万年前にはフルーツや米などを発酵させた酒を飲んでいた可能性が高い」

古代の人類は、地面に落ちて発酵したフルーツの汁や、微生物が自然に分解した野菜などを食べ、文明が興るよりもはるか前から発酵食品と触れ合ってきました。その意味で、進化医学的にも正しい食品のひとつと言えます。

一例として、ロンドン大学の観察研究を見てみましょう。

このなかで研究チームは、約4500人の男女を10年にわたって追いかけ、チーズやヨーグルトなどの消費量と全員の健康状態をくらべました。**すると、普段から発酵食品をよく食べる者ほど心疾患や糖尿病にかかりにくく、早期死亡率も低いことがわかったのです。**

さらに、同時期に行われたカリフォルニア大学の研究では、発酵食品で脳機能が改善したとの結果も出ています。こちらは女性の被験者に乳製の発酵食品を4週間ほど食べ続けてもらった実験で、やはり有意に脳の活動が活性化し、感情や注意力に関わる機能に向上が見られました。ほかにも、キムチ、ぬか漬け、納豆、味噌、ザワークラウトといった食品にも似たような報告があり、発酵食品の凄さは疑いようがありません。科学が認めた数少ないスーパーフードのひとつです。

毎日の食事に取り入れる発酵食品は、あなたが好きなもので構いません。納豆でもキムチでもザワークラウトでも、発酵食品であれば腸内環境に良い影響をあたえます。

が、ひとつ注意して欲しいのは、特定の食品ばかりを食べないことです。納豆やヨーグルト、キムチなど、すべての発酵食品は、それぞれに特有の細菌を持っています。ヨーグルトならサーモフィラス菌、味噌ならハロフィラス菌、キムチならラクトバチルス・プランタルム菌といった具合です。

同じものばかりを食べると、腸内細菌の多様性が限られてしまいます。できるだけ幅広いジャンルの発酵食品を取り入れてください。

## 5 このサプリを使えば症状は改善する

**よく耳にする問題が、発酵食品の量を増やしたのに、まったく変化を実感できない人も少なくないところです。**前述のロンドン大学研究にも「発酵食品の作用は人によって差が大きい」との記述があり、効果が出やすい人と出にくい人がいる事実を指摘しています。この差はどこにあるのでしょうか？

これは、長年の不摂生で腸内から善玉菌が駆逐され、代わりに悪玉菌が繁殖しすぎたせいで起きる現象です。

私たちの腸内では、つねに善と悪が戦いをくり広げ、激しい勢力の奪い合いを展開しています。善が勝てばあなたの免疫システムは改善しますが、悪が勝てばリーキーガットと炎症が起こります。

勝敗はおもに戦士の数に左右され、兵力が多ければ多いほど勝率は高くなります。そのため、いったん悪の勢力が腸内フローラを制圧してしまうと、発酵食品などで小まめに立ち向かっても形勢逆転は望めません。

そこで使うべきが、「プロバイオティクス」です。ビフィズス菌や乳酸菌といった腸内細菌を使ったサプリのことで「ビオフェルミン」や「ラクトーンA」といった商品もプロバイオティクスの一種。日本では整腸剤として販売されるケースがほとんどですが、ここ数年で様々な可能性が認められてきました。

**たとえば、アレルギー症状の改善です。**

フロリダ大学の実験では、花粉症に悩む男女173名がプロバイオティクスを8週間飲み続けたところ、目のかゆみと鼻水の量が減っていました。アレルギー症状は炎症の一種なので、腸内環境が整ったおかげで自然と鼻水やかゆみがやわらいだようです。

近年はメンタルの改善効果も確認されれており、プロバイオティクスを4週間飲んだ被験者は攻撃的な思考が減り、落ち込んでからも早く立ち直れるようになったとの事例が報告されています。**いわゆる「レジリエンス」の能力が向上したわけです。**これらのデータはまだ初期段階ですが、科学界がプロバイオティクスに期待をかけているのは間違いありません。

それでは、数あるプロバイオティクスのなかから、良いものを選ぶにはどうすればよいのでしょうか?

この疑問については、信頼性の高いデータが2つ存在しています。

ひとつはアメリカのリード大学が43件の過去データを精査した論文で、もうひとつはRANDが63件のデータをまとめた論文です。どちらも質の高い研究をまとめたメタ分析で、精度が高い内容といえます。

両者の結論は、次のようなものです。

**・慢性的な下痢や便秘にはビフィズス菌がもっとも有効である**
**・乳酸菌、酪酸菌、糖化菌などを飲むと効果が高まる**
**・抗生物質で腸が荒れている場合は、ＬＧＧ（乳酸菌の一種）とサッカロミセス・ブラウディがよい**

商品選びに困ったときは、まずはこれらの菌から選んでみてください。

具体的な商品としては、「ビオスリーＨｉ錠」「Probiotic-3」「カルチュレル 30ベジカプセル」「ＮＯＷ サッカロミセス ブラウディ」などが有名どころです。すべて国内のショッピングサイトで購入できますが、iHerb（https://jp.iherb.com/）のような海外サイトを使うほうが安価ですみます（ビオスリーを除く）。

ただし、発酵食品と同じように、プロバイオティクスにも個人差があるので注意してください。腸内フローラの構成は人によって大きく変わるため、同じ物を飲んでも効果が出ないケースは珍しくありません。

そのため、ひとつの商品で変化が起きなかった場合も、根気よく別の菌を試していく必要があります。もし1カ月ほど使って改善が実感できなければ、他の商品も試してみてください。

その際は、次の基準で商品を選ぶことをおすすめします。

**・150億CFU以上の菌が入っている……一気に大量の細菌を投入したほうが、荒れた腸内環境には効きやすいことがわかっています**

**・生存率が高い菌が入っている……プロバイオティクスは胃酸で死んでしまうケースがあるため、できるだけ腸まで届くものを選ばねばなりません。具体的には、前述した菌が入った商品を選んでみてください。**

## 6 食物繊維の驚くべき病気予防効果とは？

旧友を招き終わったら、仲直りの印として腸内細菌に食事をふるまいましょう。食物繊維の出番です。

食物繊維の効果といえば、お通じの改善やコレステロールの低下が有名ですが、ここ数年の研究により、それだけに留まらないポテンシャルを持つことがわかってきました。

代表的なのは、2015年に中国のPLA病院が行ったメタ分析で、180万人分のデータを精査し、食物繊維の効果について信頼性の高い結論を導き出しました。

その結果は驚くべきもので、食物繊維の摂取量が多い人は、少ない人にくらべて早期死亡率が23%も下がり、癌の発症率は17%ほど低下。さらに炎症性の病気にいたっては、43%もリスクが下がるというのです。

データによれば、食物繊維の摂取量が1日10g増えるごとに早期の死亡率が11%ずつ減っていきます。**ヘタなサプリや健康食品を飲む前に食物繊維を増やしたほうが、よほど病気の予防になりそうです。**

食物繊維を増やすには、まず野菜とフルーツの摂取を増やすのが基本です。なかでもゴボウ、寒天、海藻、キノコ類、オクラ、リンゴなどは、腸内細菌が好きな水溶性の食物繊維を豊富にふくむ優良食材。和食に使われる食材には食物繊維が豊富なケースが多く、和風の食事を心がけていれば自然と摂取量も増えて行きます。

といっても現代のライフスタイルでは、適切な食物繊維をとるのが難しいのも事実です。その場合は、サプリメントの活用を考えてください。

食物繊維のサプリは多種多様ですが、データの裏付けがある商品はさほど多くはありません。代表的なものを紹介します。

**1 難消化性デキストリン**

ダイエット系のトクホ飲料などによく使われている食物繊維です。小麦の精製過程であまった繊維を使っているため安価で手に入ります。

90％以上の難消化性デキストリンは大腸まで到達し、そのうち半分が腸内細菌のエサになります。臨床テストの数も多く、2014年の実験では1日12gを2週間ほど飲み続けた被験者に、排便の回数に改善が見られています。毎日の摂取量を増やしたい場合は、難消化性デキストリンを買うのが最適でしょう。

**2 オオバコ（サイリウムハスク）**

オオバコの種子から作られた食物繊維です。オオバコの種皮は70％が水溶性食物繊維で、種子には不溶性食物繊維がふくまれます。不溶性食物繊維は腸内細菌のエサにはなりませんが、腸を刺激して消化活動を高める働きを持ちます。

オオバコのメリットは、研究の信頼性が高いことです。103名の子供を対象にした実験でリーキーガットの改善が見られたり、35件のメタ分析で糖尿病の改善効果が認められたりと、質の高い報告がなされています。難消化性デキストリンより水に溶けにくいので、ゼリーなどの材料として使うと食べやすいでしょう。

### 3　イヌリン

フルーツと野菜に多くふくまれる食物繊維です。ほかの食物繊維とくらべてダイエット効果の報告例が多く、48名の男女が1日21gのイヌリンを飲んだ実験では、12週間で体重が1kg減ったとの報告が出ています。体重が気になる方は試してもいいでしょう。

### 4　レジスタントスターチ

レジスタントスターチは小腸で吸収されないデンプンの一種で、数ある食物繊維のなかでも微生物の大好物のひとつです。

レジスタントスターチの特徴は、腸壁を守る酪酸という物質を作り出す作用が高いところです。あるメタ分析では、およそ1日30gをとり続けることで、腸内の酪酸量が増えることがわかっています。

近年ではレジスタントスターチの有効性を示すデータが多く、トウモロコシやジャガイモ由来のサプリも増えてきました。先のメタ分析を参考に、まずは1日30gを飲むことからスタートしてみましょう。

最後に、とても大事な注意点をひとつ。

私たちの腸内細菌は、加工食品が大の苦手です。なかでも高脂肪で食物繊維が少ない食品（ファストフードなど）や、精製糖の多い商品（スナック菓子や清涼飲料水など）の摂取量が増えるほど、腸内細菌が死にやすくなることがわかっています。

絶対に食べてはいけないとは言いませんが、せめて全体の食事量の1〜2割までに抑えてください。

# 7
## 食生活を〝再野生化〟して腸を守る

2016年、ロンドン大学のティム・スペクター氏は、研究のためにハッザ族の村で3日ほど彼らと食生活を共にしました。バオバブやコンゴロビといった果物を大量に食べてからロンドンに戻った教授は、そこで自分の体内に思わぬ変化が起きていたのを発見します。

「ロンドンに帰った私は、自分の便サンプルをラボに送って解析してもらった。すると、その結果には明確な違いが出た。腸内細菌の多様性が20％も増えていたのだ。残念なことに、2～3日も過ぎると腸内細菌は旅行前の状態に戻ってしまったが」

**住む環境や食事を変えれば、私たちの腸内は3日でも多様性を取り戻すようです。腸内環境の悪化に悩む現代人には吉報でしょう。**

しかし、いっぽうでスペクター博士はこうも戒めています。

「この体験から、我々は大事な教訓を得られる。どれだけ先進国の住人が食事や環境を改善しても、古代人ほどのレベルに到達することはできない。とはいえ、すべての人は自分の暮らしを『再野生化』して、腸の健康を改善すべきだ。普段の食事をもっと野生的に変えて、自然の微生物との触れ合いを取り戻すのが重要なのだ」

現代人が暮らす環境では、狩猟採集民と同じように腸内細菌と仲良くするのはもはや不可能な話。それでも私たちは、旧友との関係をやり直すために、あがき続けなければならないのです。

## 腸内細菌と仲良くする

・**抗生物質を無闇に使わない**：ただの風邪などに抗生物質を使うのは厳禁。医師から処方された場合は、どのような感染が疑われるかを確認しましょう。

・**抗菌グッズや殺菌グッズの排除**：抗菌スプレーや抗菌ソープのように、良い菌まで殺してしまうような商品は取り除きましょう（キッチンエリアは除く）。なかでも、成分一覧に「トリクロサン」「トリクロカルバン」が入ったものには注意。体の汚れを落とすなら石けんで十分です。

・**空気をきれいに保つ**：部屋の換気に気を配った上で、できればＨＥＰＡフィルタを使った空気清浄機を購入。必要以上に空気が乾燥しないように、加湿機能が付いたものを選びましょう。

## 腸内細菌をもてなす

・**発酵食品**：納豆、ヨーグルト、キムチなどを1日に40～50グラムずつ食べ、3週間でお腹の調子が良くなったかを確認します。発酵食品が苦手な場合は、軽く水洗いした生キャベツでもOK。キャベツの葉には天然の乳酸菌が付いています。

・**プロバイオティクス**：94ページの基準をもとに、適当なプロバイオティクスのサプリを購入。1ヶ月が過ぎて変化が見られなかったら別の商品に切り替えます。

・**食物繊維**：イヌリンやレジスタントスターチなどから好きなものを選び、1日15gの摂取からスタート。お腹にガスが発生したり下痢を起こすようなことがなければ、1週間に5gほど追加していき、30gぐらいまで増やしてみてください。現時点ではベリー類とココアの検証データが多いため、まずはこの2つを増やすのがおすすめ。ブルーベリーなら1日100gから、ココアなら大さじ3〜4杯からはじめましょう。

# 第4章

# 環境

ENVIRONMENT

# 1 人は環境に影響を受ける――グーグルの実験

2016年、グーグルのニューヨークオフィスで、ある実験が行われました。

研究チームは、チョコやナッツを自由に食べられるスナック置き場を起点に、2カ所にドリンクバーを設置。ひとつはスナック置き場から1・8メートルの位置、もうひとつはスナック置き場から5・5メートルの位置です。

その後、約400人の従業員の動きを記録したところ、ドリンクバーの位置によって明確な行動の違いが現れました。スナック置き場に近いドリンクバーを使った者は、遠いドリンクバーを使った者にくらべて、お菓子を食べる量が69％も高かったのです。

研究チームの計算では、体重81キロの男性が1日3回ずつドリンクを飲んだ場合は、1年で体脂肪が1・1キロほど増える計算になります。ほんの数メートルの差が無意識の食べ過ぎをもたらし、長期的には大きな肥満につながるかもしれない、というわけです。

ほかにも、グーグルは似たような実験をたくさん行っています。サラダバーを社員食堂の入り口に置いて野菜の摂取量が増えるかを確かめたり、デザートの食器を小皿に変えたら食べ過ぎが減るかを試したりと、いずれも正当な科学ジャーナルに掲載されるレベルの論文にまで仕上げているから凄いものです。

グーグルは、なぜこのような実験を何度もくり返しているのでしょう？　**従業員の健康に気を使っているのはもちろんですが、さらに奥底にある答えは、彼らが「環境」の力を信じているからです。**

グーグルの行動経済学部門のクリステン・バーマン氏は、次のように書いています。

「私たち社会科学者は、人々に悪影響をあたえるのではなく、彼らの助けになるように環境を設計していかねばなりません。そうすれば、私たちはよりよく長い人生を送ることができるでしょう」

ドリンクバーが近いだけでお菓子を食べ過ぎ、入り口に野菜があるだけで健康的な食事の量が増え、食器のサイズを変えるだけで食欲が減る。これらの現象は、すべて「環境」が私たちにおよぼす影響力の大きさを物語っています。かくも人類は、「環境」に弱い生き物なのです。

# 2 自然を失い、友人を失った人類の末路

現代の環境と遺伝のミスマッチには、いろいろなものが考えられます。過剰な人口密度や大気汚染（多すぎる）、微生物との触れ合いや濃密な対人関係の減少（少なすぎる）、近代的なビルやスマホなどの電子機器（新しすぎる）……。

いずれも現代人の不調につながる重要なポイントではあります。が、そのすべてに対策を取るのは現実的ではないため、この章では現代人への影響が大きい2つの環境に的を絞ります。それは「自然」と「友人」です。

この2つが、現代と古代で大きく違うことは言うまでもありません。

農耕が始まってから、人類は山を切り開いて森林を削り、土壌の性質を大きく変えてきました。土地の侵食は数百年にわたって続き、かつての農耕地からは土壌が失われて緑地帯も減少。北アフリカなどローマ時代に農耕が盛んだった場所は、現在では広大な砂漠地

帯と化しています。

18世紀に産業革命が始まると、巨大工場や鉄道が整備されて、都市の風景も激変しました。それと同時に、かつては総人口の7割を占めた田舎暮らしが3割まで減り、逆に全人口の7割が都市で暮らし始めます。

ここにおいて人類は、数百万年の歴史で初めて自然の景観から切り離された存在になったのです。緑が豊かな環境に適応してきた人類にとっては、あまりにも異例の事態です。

「友人」にも同じことが言えます。

第2章でも述べたとおり、狩猟採集民の暮らしは濃密そのものでした。共同体のなかに「見知らぬ人」などはひとりも存在せず、全員が知り合いか友人といった状態です。

加えて、多くの部族には「他人よりも富を蓄えてはいけない」という掟があるため、個人間の格差や差別などもほぼゼロ。コンゴとフィリピンの狩猟採集民を調査した2015年の研究によれば、男女の格差も確認されませんでした。

彼らの労働時間は平均で1週間に12〜19時間ほどで、毎日数時間ほど食料探しをしたら、あとは家族や友人たちと踊ったりと、親密なコミュニケーションを日暮れまで続けます。孤独の問題やコミュニケーション障害が起きるケースは非常にまれです。

**そのいっぽう、現代人は孤独をいまもこじらせ続けており、特にここ10数年は日本での問題が激増しています。**ユニセフが2007年に行った調査では、「孤独を感じる」と答えた15歳以下の子供の数は29・8％にものぼりました。先進国では最高の数字です。「友人」の問題もまた、長い人類史上で類のない異常事態と見るべきでしょう。

# 3 疲れたらマッサージ？もっといい方法がある

数ある環境のミスマッチのなかから「自然」と「友人」の2つを選んだ理由は他でもありません。多くのデータにより、その影響が突出して大きいことがわかっているからです。

まずは「自然」の影響度から見ていきましょう。

自然の効果を示すデータで有名なのは、2016年にダービー大学が行ったメタ分析です。研究チームは「自然とのふれ合いはどれだけ体にいいのか?」を調べるために、過去のデータから871人分をまとめて大きな答えを出しました。

**その結論をひとことで言えば、「自然とのふれ合いにより、確実に人体の副交感神経は活性化する」というものです。**副交感神経は気持ちが穏やかなときに働き出す自律神経で、日中にたまった疲れやダメージを回復させる働きを持っています。つまり、自然は人体の疲労を回復する働きを持つわけです。

また、このデータでは「d＝0・71」という効果量も出ています。

効果量は統計手法のひとつで、論文の中では平均値の差を標準化したものを表しますが、ここでは大ざっぱに「自然の癒し効果」を表した数字だと考えていただいて構いません。

一般的には効果量が0・5を超えると「効果大」と判断されるため、「0・71」はかなりの好成績です。たとえば、自律訓練やマッサージのような定番のリラクゼーション法は、副交感神経の活性レベルが「0・57」だと報告されており、自然とのふれ合いの数値を下回っています。単純な比較は危険ですが、自然とのふれ合いに体のダメージを癒やす効果があるのは確実でしょう。

**自然がここまでの効果を持つのは、人類の「感情システム」に影響を与えるからです。**

ています。

「感情システム」は人間の心の働きを3種類に分類した考え方で、次のパーツから構成され

・興奮　「喜び」や「快楽」といったポジティブな感情を作り、獲物や食事を探すためのモチベーションを生み出すシステム。おもにドーパミンで制御されている。

・満足　「安らぎ」や「親切心」といったポジティブな感情を作り、同じ種属とのコミュニケーションに役立つシステム。オキシトシンなどで制御されている。

・脅威　「不安」や「警戒」といったネガティブな感情を作り、外敵や危険から身を守るためのシステム。アドレナリンやコルチゾールなどで制御されている。

私たちが最高のパフォーマンスを発揮するためには、3つのシステムがバランス良く機能していなければなりません。

快楽ばかりを追う人生は退廃に至り、安らぎだけの毎日に前進はなく、不安ばかりの暮らしは日々をよどませます。それぞれがしっかり噛み合ってこそ、人間はうまく機能できるのです。

自然の環境は、3つの感情システムをバランス良く刺激します。季節のうつろいや草木

の変化がほどよい興奮を生み、緑に守られる安心感が心地よい安らぎを生み、森や川に潜む未知の脅威がときに警戒を生みます。自然のなかにいれば、特定のシステムが暴走することがありません。

**ところが、都市の暮らしでは、おもに「興奮」と「脅威」のシステムだけが活性化しやすくなります。**

その極端な例といえば、古代ローマ帝国でしょう。

当時のローマは、イタリア半島の属州から莫大な富が本国内に流れ込んでいたため、ローマ市民には食料と娯楽がタダで提供されました。世界史にいう「パンとサーカスの都」です。

快楽の追求はエスカレートを続け、やがてローマ人たちは、食べたものをいったん吐き出した後、胃袋が空になったところでまた食事を行うようになります。鳥の羽で喉の奥をくすぐって嘔吐を繰り返しては、キジの脳やフラミンゴの舌といった珍味を貪るのです。

いっぽうで、ローマの暮らしは脅威にも満ちていました。人口が密集したせいで伝染病に弱くなり、町中に腸チフスやマラリアが蔓延。蚊が多い7〜8月には大量の遺体が路上にあふれ、当時のローマでは夏を「死の季節」と呼ぶほどでした。

さらに、この時代には、定期的な奴隷の反乱や北方のゲルマン人による侵攻が頻発しており、ローマ市民といえども安定した暮らしを謳歌できていたわけではありません。この点から見れば、古代ローマは歴史上もっとも「興奮」と「脅威」の振れ幅が大きかった時代と言えます。

ここまで極端ではないものの、現代の都市も「興奮」か「脅威」のどちらかに触れやすい性質を持っています。

巨大なショッピングセンターやカラオケなどの娯楽施設がささやかな興奮を提供しつつも、仕事のストレスや経済的な問題によりいつも脅威の感覚がかきたてられ、そのくせ濃密なコミュニケーションが減ったせいで安らぎの感覚は低下傾向にあるからです。

ポジティブな感情が多すぎてもネガテイブな感情が少なすぎても、私たちの体はうまく機能しません。そのためには、できるだけ自然とのふれ合いを取り戻し、失われつつある感情システムのバランスを正していくべきなのです。

# 4 孤独だった人に友人ができると寿命が延びる

「友人を大切に」と言われれば、古臭い道徳訓のように響くかもしれません。しかし、ここ数年のデータは、いずれも良好な人間関係がもたらすメリットをはっきりと示しています。

代表的なのは、ブリガムヤング大学による2010年のメタ分析です。研究チームは、過去に行われた「孤独と健康」に関する研究から31万人分のデータを精査し、人間の寿命を延ばす効果が高い要素を抜き出しました。

**その結果は、「良好な社会関係」の数字がずば抜けており、孤独だった人に友達ができた場合は最大で15年も寿命が延びる傾向があったとのこと。**健康への効果はエクササイズやダイエットの約3倍に当たり、なんと禁煙よりも「友人」のほうが影響が大きいというから衝撃的です。

もうひとつ興味深いのが、ハーバード大学が行った「成人発達研究」です。

これは1939年からスタートした研究で、約80年間にわたって724人の人生を記録し続けたもの。全員が10代の学生だったころから調査を始め、定期的に体調や幸福度を尋ねるのはもちろん、かかりつけの医者からカルテを手に入れたり、家族との会話をビデオで収めたりと、膨大な労力が注ぎ込まれました。

参加者の行く末は幅広く、弁護士や医者になった者、サラリーマンや工場労働者になった者、ボストンのスラム街でホームレスになった者まで様々。彼らの多様な人生をすべてパッケージ化したうえで、「人間の幸福にとって最も大事なものとは？」の答えを数字で割り出したわけです。

研究のリーダーであるロバート・ウィルディンガー教授は言います。

「彼らの人生から得られた、何万ページにもなる情報から明らかになった事は何でしょう？　それは富でも名声でもがむしゃらに働く事でもありません。私たちの体を健康にし、心を幸福にしてくれるのは『良い人間関係』です。これが結論です」

考えてみれば当然でしょう。いくら富や名声を得ようが、病気にならない完璧な肉体を持とうが、人類の3つの感情システムは最適化されません。身近な人たちとの関係が悪ければ「満足」の機能は活性化されず、手に入れたものはすべて無に帰すはずです。

もしあなたが幸福よりも富や名声を追うタイプの人間だったとしても、良い友人の重要性は変わりません。「成人発達研究」のデータでは、人間関係が悪い人にくらべて、良い友人が多い人は3倍も仕事で成功しやすく、年収も高い傾向が見られたからです。

再びウィルディンガー教授の発言を引きましょう。

「良い人間関係は私たちの脳も守ってくれます。周囲との良い関係を80代までキープできた人や、何か困ったときに助けを求められる相手がいる人は、はっきりした記憶を長く持ち続けられます。しかし、困ったときに頼る相手がいないと、早い段階で記憶力が低下し始めるのです」

**孤独から来る炎症で体調が崩れ、さらには脳の機能まで衰えてしまうのだから、仕事のパフォーマンスが下がっていくのは当たり前の話。**幸福、富、名声、健康は、すべて人間関係の土台があってこそです。

最新の科学からみれば、「自然を大事に」や「友人を大切に」といったフレーズは、古臭いお説教などではありません。遺伝と環境のミスマッチが起きた現代においては、「自然」と「友人」への投資こそが、もっとも費用対効果が高い行為なのです。

# 5 〝偽物の自然〟にもリラックス効果がある

もっとも、いくら自然が体にいいと言っても、現代人が急に「森の生活」を始めるわけにもいきません。いまの暮らしの範囲内で、できるだけ自然を取り入れていく方法を模索するのが現実的でしょう。果たして、自然のメリットが得られる最低ラインはどこにあるのでしょうか？

**スタートとして効果的なのは、「自然音」または「自然画像」です。**川のせせらぎ、木々を吹き抜ける風の音、雄大な森林の映像、波が押し寄せる海の光景など、種類はなんでも構いません。まずはデジタルのデータを使い、スピーカーやモニタ越しに自然との接触回数を増やすのです。

狩猟採集民とくらべればささいなものですが、これがどうしてバカにできません。自然に飢えた現代人の脳には、たとえ偽物の自然でもかなりのインパクトがあることがわかっています。

たとえばアムステルダム自由大学の実験では、60人の学生に複雑な数学の問題を解かせて精神的なストレスをあたえた後、半分には緑が豊かな公園の写真を5分だけ見せ、残りには一般的な都市の光景を眺めるように指示。それから全員の自律神経を計測したところ、公園の写真を見た学生は2倍も副交感神経が活性化し、心拍数も有意に低下していました。自然の写真を5分ほど眺めるだけでも、かなりのリラックス効果が得られるようです。

また、自然の写真ほどではないものの、自然音についても研究が進められています。

2017年にサセックス大学が行った実験では、風の音や虫の声を5分25秒ほど聞いた被験者は、車のエンジンやオフィスのざわめきを聞いたときよりも、有意にリラクゼーション反応が起きていました。

まずはPCやスマホの壁紙を森や海の風景に変え、通勤電車の中では風や潮騒の音を聞くのが、いまの暮らしに自然を取り込むはじめの一歩になります。

自然の写真と音声で副交感神経が鎮まったら、次のステップです。

ここからは、一歩進んで「観葉植物」を取り入れてみましょう。やはり狩猟採集民の暮らしにはほど遠いものの、こちらも多くのデータで効果が示唆されています。

ノルウェーで行われた実験では、385人のオフィスワーカーの年齢や仕事内容といった因子をコントロールしたうえで重回帰分析を行ったところ、はっきりとした違いがみられました。デスクの上に観葉植物を置いた従業員ほど主観的なストレスが低く、病気で会社を休む回数は少なく、仕事の生産性まで高い傾向が見られたのです。

このような現象が起きる理由には諸説あるものの、1998年のデータでは観葉植物の近くで働くオフィスワーカーは肌荒れが減ったとの報告も出ており、やはり副交感神経の活性化によって体内の炎症が治まったのが大きいようです。

さらに嬉しいことに、観葉植物には幸福度や集中力を上げる効果も確認されています。350人のオフィスワーカーを対象にしたある実験では、観葉植物を前にしながら作業をした被験者は幸福感が47%アップし、作業の効率が38%も上がったそうです。これは、観葉植物のおかげで作業中の緊張がやわらいだために起きる現象で、心理学の世界では「注意回復理論」と呼ばれます。これほど手軽で生産性が上がるテクニックも珍しいでしょう。

身近に置く観葉植物の種類はなんでも構いません。多くの実験ではポトスやドラセナを使うのが定番ですが、基本的には自分が好きな植物を選べばいいでしょう。

ただし、ここでは観葉植物選びの参考として、1989年にNASAが行った「クリーンエア研究」のデータを紹介しておきます。

## NASAが推奨する観葉植物

**スパティフィラム（Peace lily）：**日陰に置くことでベンゼンとトリクロロエチレンの両方を吸収してくれる。ただし、葉の部分にシュウ酸カルシウムがふくまれており、体内に入れば体調を崩すことも。そのため子どもやペットがいる家庭には不向き。

**ポトス（Pothos）：**ホルムアルデヒドを吸い込む効果が認められている。週に1度の水やりでも十分なので初心者向け。

**セイヨウキヅタ（Ivy）：**ホルムアルデヒドを取り除くのに有効。直射日光でも日陰でも普通に育つが、やはり毒性を持っているので子どもやペットがいる家庭には不向き。

**キク（Chrysanthemum）：**ベンゼンとホルムアルデヒドをフィルタリングしてくれる。

**ガーベラ（Gerbera daisy）：**ベンゼンとトリクロロエチレンの両方を吸収してくれる。

**サンセベリア（Sansevieria）：**ホルムアルデヒドをフィルタリングしてくれる。水やりが少なくてもいいのでメンテナンスは楽だが、水の加減を間違えると枯らしやすい。

**チャメドレア（Bamboo palm）：**ホルムアルデヒドをフィルタリングしてくれる。直射日光を避ければ、毎日の水やりが不要なので育てやすい。

**ツツジ（Azalea）：**ホルムアルデヒドをフィルタリングしてくれる。現在のツツジは品種改良がされていて育てやすい。

これは、観葉植物の空気を清浄化する働きを調べたもので、一部の品種には、ベンゼンやホルムアルデヒドといった大気中の有機化合物を吸い取る作用が認められました。つまり、観葉植物は天然の空気清浄機としてシックハウスの対策にも使えるわけです。

植物の清浄効果を高めるには、およそ10平方メートルごとに直径15～20センチの鉢植えを1個置くのがベストです。

## 6 私たちの身近にあるパワースポットとは？

観葉植物を取り入れたら、続いて3つめのステップです。さらに自然との接触を増やすために、今度は「公園」を積極的に活用しましょう。

仕事のあいまに公園で休憩を取る人は多いでしょうが、その効果は多くのデータでも確認されています。

クイーンズランド大学が2016年に行った研究では、1538人のオーストラリア人を対象に、全員が1年のあいだに公園などで自然と触れ合った量を調べたうえで、鬱病や高血圧の発症率とくらべました。

そこでわかったのは、思ったよりも簡単に自然のメリットが得られるという事実です。具体的な数字を紹介しましょう。

・鬱病の場合は、週に1回30分ほど自然のなかにいれば、自然とのふれ合いがない人にくらべて発症リスクが37％も低下する
・高血圧の場合は、週に1回30分のラインを超えたあたりから症状が改善していく

**これらの数値は自然の接触時間とほぼ連動しており、公園に行けばいくほど心と体は改善していきます。**エビデンスの質はさほど高くありませんが、当面は「最低でも週1で30分は公園に行く」のをベースラインにしつつ、少しずつ接触時間を増やしていくのがいいでしょう。公園で軽く運動をするもよし、のんびり読書にいそしむもよし。1日のリラックスタイムの数分を公園で過ごしてみてください。

ちなみに、公園や森林は、腸内フローラの改善にも重要な役割を果たします。緑が多いエリアには、空気中に有用な微生物が漂っているからです。83ページでも紹介したグラハム・ロック博士の言葉を再び引きましょう。

「自然の大気には大量の微生物がふくまれており、空気中で代謝と増殖をくり返している。花粉のような微粒子が微生物を運んでいるからだ。大気中の微生物は、わたしたちの呼吸器から体内に入って腸へ向かい、免疫システムに影響をあたえる」

自然の大気を吸い込むだけでも、わたしたちの腸内環境は改善していきます。自然のなかで過ごすと体調が良くなるのは、腸内環境が正常化したおかげも大きいのでしょう。まさに公園こそ、科学的に正しい「パワースポット」なのです。

# 7 オランダの実験でわかった自然生活の効果

ここから先、どこまで日々の暮らしに自然を取り込むかはあなた次第です。キャンプ、釣り、トレイルランニング、山登り、トレッキングなど、自然とふれ合うアクティビティを増やすほど、あなたの体内の炎症は鎮まっていきます。いまの研究レベルでは「どれぐらい自然のなかで過ごすのが最適か?」という疑問に答えは出せないため、**最終的には自分のライフスタイルを崩さない範囲で、自然との接触レベルを最大化していくのが答えになるでしょう。**

その一例として、2016年にドイツのセバスチャン・シュワルツ博士が興味深い実験をしています。健康な13人の男女ををドイツの森林公園に送り込み、3泊4日だけ旧石器時代に近い暮らしをさせたのです。

- スマホやパソコンなどの電子機器はすべて没収
- 朝食は抜いて昼過ぎに根菜類・フルーツ・ナッツなどで軽い食事
- 夜は野菜を中心に加熱調理した肉を食べる
- 睡眠は必ず8時間より多く取る

いかにも健康的な暮らしですが、その成果は予想以上でした。被験者の体重は平均で7・

5％減り、内臓脂肪も14・4％改善。インスリン抵抗性（糖尿病リスクの指標）にいたっては57・8％もの改善を見せていました。たった4日の実験としては、驚くべき改善ぶりです。

シュワルツ博士は言います。

「旧石器時代に近い暮らしには大きなメリットがある。肥満や糖尿病といったメタボリックシンドロームのリスク要因を減らせるのだ。自己免疫疾患や神経炎症といった現代病は、自然の多いライフスタイルによって治療できるかもしれない」

まだ初歩的な実験ながら、可能なレベルで真似してみる価値はありそうです。

さらに極端な例としては、オランダで行われた実験があります。研究チームは、22〜67才の男女55人を夏のピレネー山脈に送り届け、10日ぶっ続けでアウトドア生活をしてもらいました。

飲料は自然のオアシスからくんだ水だけを使い、給水のために水場まで毎日14キロを徒歩。食料のチキンや魚は生きたまま配給され、被験者は自分で動物をさばいて食べねばなりません。夜は地べたで寝るように指示され、みんな平均で7〜8時間の睡眠を取ったようです。

その結果、10日後の身体検査では平均で体重が5％減り、インスリン抵抗性は55％改善、善玉と悪玉のコレステロール比率も19・3％ほど良くなっていました。やはり素晴らしい数値です。

とはいえ、一般人がここまでハードな作業をする必要はありません。

3泊4日のアウトドアでも成果は出ているため、おそらく年に3〜4回、ぜいたくを言えば月に1回のペースで3〜5日ほど自然のなかで暮らす時間を作れば、感情システムのメンテナンスとしては十分でしょう。それだけでも、あなたのパフォーマンスは最大まで引き出されるはずです。

# 8 人間の脳は人間関係をつくることが苦手

世の中には、多くの「コミュニケーション術」が存在します。

「上手にあいづちを打つのが大事」「話し上手よりも聞き上手」「世間話をうまく切り出そう」……。その科学的な根拠はさておき、これだけのアドバイスが世にあふれている現状は、多くの現代人が人間関係に困っている事実を示しています。「人間の悩みは全て対人関係の悩みである」と言ったのは心理学者のアドラー氏ですが、なぜ私たちはかくも他人とのコミュニケーションに悩まされるのでしょうか？

**それは、もともと私たちの脳が、見知らぬ他人とうまく人間関係を作れるように設計されていないからです。**

第2章でも述べたように、人類は数百万年前から小さな集団のなかだけで生きてきました。まったくの他人と交流することは滅多になく、周囲には家族か顔見知りしか存在しません。

このような状況で必要なのは、内側に向けた対人スキルだけです。家族や友人のように自分に好意を持っている相手との仲さえ深めれば良く、それ以外のコミュニケーションは基本的に不要です。つまり、私たちの頭には、そもそも外向きのコミュニケーション回路が備わっていません。

いっぽう人口の流動性が高まった現代では、外部との交流は日常的なことです。仕事場で毎日のように初対面の相手と会話したり、知らない人だらけの飲み会に参加したりと、誰もが外側のコミュニティに出て行くことを余儀なくされます。

それなのに、私たちの頭には外向きのコミュニケーション回路が内蔵されていないため、本来は内向き用に作られたスキルセットだけで赤の他人と付き合っていかねばならないのです。これもまた、現代人を苦しめる遺伝のミスマッチのひとつです。

が、いくら不得意だからといって、孤独感があなたのパフォーマンスを下げてしまうのはすでに見てきたとおり。現代に生きる私たちは、生まれ持った内向きのスキルセットを活かしつつ、コミュニケーションの問題に立ち向かう必要があります。なんとも難しい課題ですが、どう対処すべきなのでしょうか？

ここで大事なのが、「友人は多ければ多いほどいいのか？」というポイントです。ＳＮＳの発達により、友人の数だけは好きに増やせるようになった現代において、その健康や幸福感のメリットは青天井に増えていくものなのでしょうか？

オックスフォード大学の調査によれば、その答えはノーです。

２０１４年、進化心理学者のロビン・ダンバーは、学生たちの協力を得て全員の電話の通話記録を入手。彼らの人間関係の変化を18カ月にわたって追跡し続けました。

そこでわかったのは、ほとんどの学生が、いつも一定のコミュニケーションサイズを維持し続けているという事実です。

たとえば、調査のスタート時点で、ある学生に5人の親友がいたとしましょう。彼が日常的にコンタクトを取るのは親友か家族だけで、もし他に「やや格下」の友人がいたとしても、全体のコミュニケーションの9割は親友との会話に費やされます。

が、ここで彼が大学を出て就職し、職場で新たな親友が2人ほど加わったらどうでしょう？　彼の友人関係は、そのまま7人にふくらむわけではありません。かつての親友から2人が間引きされ、以前と同じように5人のコミュニケーションサイズを保ち続けるのです。

ダンバー博士は言います。

「多くの人は、自分のネットワークに新たな友人が加わると、昔のネットワークとはコンタクトしなくなっていく。親密な関係を維持するためには、多大な認知機能と感情の投資が必要になるのが大きな原因だろう」

**ヒトの認知リソースは大勢の友人をさばくようにはできていないため、1回につき5人前後としか親密な人間関係を築けない、というわけです。**

確かに、タンザニアのハッザ族やパプアニューギニアのキタヴァ族のデータを見ると、たいていの男はいつも3〜4人の決まったメンバーとチームで狩りに出かけ、あとの時間は妻や子供、両親などとコミュニケーションを取る作業に当てています。おそらく、これぐらいが親友の上限なのでしょう。

言い換えれば、いくらSNSで1000人の友達を作っても「満足」の感情システムは活性化されません。それどころか、自分との比較対象が増えたぶんだけ「興奮」と「脅威」のシステムが優位になるばかりでしょう。

先に挙げたハーバードの成人発達研究でも、ひとりの親友さえいれば孤独がもたらすダメージはかなり下がることがわかっています。自分にとっての真の理解者をひとりだけ得られれば、それで十分なのです。

それでは、具体的に親密な人間関係を築くためには何をすればいいのでしょうか？　進化のミスマッチという観点からすれば、本当に意識すべきポイントは3つしかありません。それは「時間」「同期」「互恵」です。

# 9
# 「時間」をかけて脅威システムをオフにする

第一に重要な要素が「時間」です。

アイオワ州立大学のダニエル・フルシュカ氏は、2010年のレビュー論文で「良好な友人関係を保つためにはなにが必要か？」を調べ上げました。個人の性格やコミュニケーションスキル、社会的地位など、人間関係に欠かせない要素のなかから、重要度が低いものを取り除いていったのです。

**結果、最後に残ったのは「一緒に過ごす時間の長さ」でした。**

「近接の原理」をご存じの方も多いでしょう。50年以上前に社会心理学者のセオドア・ニューコム氏が発見した現象で、簡単に言えば「人間は近くに住む相手ほど好意を抱きやすい」というものです。隣県の人よりも隣町の人を、隣町の人よりも隣に住む人を、私たちは好ましいと思う傾向があります。

その理由は簡単で、近くに住むほど接触の時間が増えるからです。

心理学者のロバート・ボーンスタイン氏によるメタ分析では、「特別な刺激がなくても他者と接触する時間を増やすだけで好意は増す」と結論づけています。つまり、親密な会話を交わしたり、一緒にイベントに参加したりせずとも、シンプルに相手の顔を見る回数が増えただけでも2人の仲は自動的に深まっていくわけです。

進化の過程を考えれば、当然の現象でしょう。狩猟採集社会の小さなグループにおいては、わざわざ相手の性格やコミュニケーションスキルを審査する必要はありません。「どれだけ顔を見たことがあるか？」さえ判断できれば、その時点で相手が部族の一員である証拠が得られ、互いの親密さも判断できるはずです。

そのため私たちの脳は、相手の顔になじみさえあれば、反射的に警戒心を解くように進化してきました。よく知った顔を見るだけでも感情の「脅威システム」はオフになり、代わりに「満足システム」が起動するのです。

孤独に悩む人にとっては、これほどシンプルな解決策もないでしょう。もしあなたが内向的で人見知りだったとしても、コミュニケーションに自信がなかったとしても、接触の時間さえ増やせば相手の好意は得られるのですから。

先のメタ分析によれば、この効果の影響が最大になる接触回数は10〜20回とのこと。このレベルを達成するまでは、まずは淡々と接触を積み重ねていきましょう。

# 10
# 「同期行動」することで絆が深まる

次のキーワードは「同期」です。

2016年、オックスフォード大学が「趣味で人間は幸せになれるか?」という問題について調査をしました。

被験者は40代の男女が135人で、研究チームは実験のために「中年向けの習い事コース」を創設し、すべての被験者を「合唱クラス」「美術クラス」「創作文芸クラス」のいずれかに割り振りました。

7カ月後、クラスを終えた被験者を調べたところ、おもしろい結果が得られました。すべてのグループにおいて、人生の満足度、自分に対する肯定感、炎症レベルの低下といった変化が確認されましたが、なかでも「合唱クラス」に参加した人の改善値が飛び抜けて高かったのです。

研究チームは次のように言います。

「合唱クラスの成績が良かったのは、ほかの活動よりも他者との関係を結びやすかったからだろう。みんなで歌うという行為が、他のグループよりも全体感を高めてくれたのだ」

この現象を、心理学では「同期行動」と呼びます。

その名のとおり他人と同じような動きをすることで、ナチスドイツ軍の一糸乱れぬ行進や北朝鮮で行われるマスゲームなど、集団の結束を高めるために昔から使われてきたテクニックです。そこまで行かずとも、かつて体育の時間で習ったラジオ体操や組体操なども同期行動の一種に入ります。

信頼感の研究で有名なスコット・ウィルターマウス氏によれば、現代社会で同期行動を活かすには、次のポイントさえ押さえておけば問題ありません。

・全員が近い場所で行うこと
・同じタイミングで同じ行動をすること

この2つの条件が合えば、同期行動の内容はなんでも構いません。ランニングでもいいし、格闘技でもいいし、ジムで集団エクササイズをしてもいいでしょう。どれを選んでも親密さを高める効果は大きく、正しく使えばピグミー族による祝福の歌となり、悪用すれば独裁国家のマスゲームになります。

# 11 友情を育むには「互恵」が欠かせない

友情を築くための最後のポイントは「互恵」です。簡単に言えば「好きな相手に利益をあたえること」となります。

プレゼントで好きな異性の気を引こうとした経験は誰にでもあるでしょうが、ここでいう利益はもっと幅が広いものです。

古代社会の友情について考えてみましょう。人間の認知が処理できる親友の上限が5人ならば、私たちの祖先は、いったいどんな相手を仲間に選んできたのでしょうか？

普通に考えれば、自分が生き延びる確率を高めるために、様々なスキルに対して分散投資を行ったことでしょう。狩りが得意な者、火を起こすのがうまい者、歌と踊りが達者な者、健康的な体を持つ者など、なんらかの得意分野を持った仲間が増えるほど、自分の遺伝子を後世に残す比率は高まるからです。

この見方からすれば、現代で有利なのは、お金を持っている者、社会的な地位が高い者、頭が良い者、人間関係のネットワークが広い者などでしょう。身もふたもない結論ですが、新約聖書にいう「与えよ、さらば与えられん」は世の習い。友情を育むには利益の与え合いが欠かせません。

この考え方を、心理学の世界では「同盟仮説」と呼びます。**人類が生き延びるためには、いざというときに助け合えるような仲間が欠かせず、そのため私たちは互いの利益になり**

**そうな相手を友人に選ぶように進化してきたわけです。**

そう言われると、「相手に与えられるようなものがない人間はどうすればいいのか？」といった疑問がわくかもしれません。そこまで利益の相互提供が大事なら、財力も特技もない者にはなすすべがないのではないか、と。

それは、大きな間違いです。というのも、どんな人でも、生まれつき最強の贈り物を必ず持っているからです。

**私たちが他者に与えられる最強のプレゼントは「信頼」です。**

相手に「こいつは絶対に自分を裏切らない」と感じさせれば、そこには必ず強固な同盟関係が生まれます。マーク・トウェインが残した「彼は人を好きになることが好きだった。だから、人々は彼のことを好きだった」という一文は、科学的にも正しいのです。

相手に信頼感を抱かせるには向こうに好意を伝えるのが第一ですが、心理学で重視されているのが「セルフディスクロージャー」です。これは自分の悩みや秘密を隠さずに打ち明ける行為を意味しており、相手に対して「私はあなたのことを信頼しているからここまで話せるのだ」というシグナルとして働きます。

いかにも当たり前のようですが、実際のコミュニケーションで「セルフディスクロージャー」を成功させている人は多くありません。いきなり深刻な話をして引かれてしまったり、逆に浅すぎる情報を伝えて退屈されてしまったりと、適度なレベルを守るのは意外と難しいものです。

そこで使えるのが、社会心理学者のゲイリー・ウッド氏による古典的な研究です。博士はいくつかの実験をくり返し、「セルフディスクロージャー」を効果的に行うための話題を10種類のパターンにまとめました。

1　お金と健康に関する心配事
2　自分がイライラしてしまうこと
3　人生で幸福になれること、楽しいこと
4　自分が改善したいこと（体型、性格、なんらかのスキルなど）
5　自分の夢や目標、野望など
6　自分の性生活に関すること
7　自分の弱点やマイナス面
8　自分が怒ってしまう出来事について
9　自分の趣味や興味
10　恥ずかしかった体験、罪悪感を覚えた体験これらの話題は、いずれも適切なレベルのセルフディスクロージャーを促進し、相手の心の「友達ランキング」を上げる効果を持っています。同盟関係を結びたい相手がいたら、ここから好きな話題を振っていくといいでしょう。

本章では「自然」と「友人」の重要性を見てきましたが、ここで取り上げたフィックスがすべてではありません。原始人が失いつつある「満足」の感情システムを活性化させるためには、やるべきことは無数に存在します。

ただし、古代の人々がどんな暮らしをしていたかを想像してみれば、大きく道を外すことはないでしょう。進むべき方向に迷ったときは、周囲の環境から「多すぎる」「少なすぎる」「新しすぎる」のいずれかを探し、できる範囲で調整していけばいいのです。

第4章　実践ガイド

## 自然

- **デジタルの自然を増やす**：ＰＣやスマホの壁紙を山や海を写した画像に変更。可能であれば、作業中はノイズキャンセリングヘッドホンを使い、川や鳥の音を聞くようにしてください。また、１日に１回はネットで大自然の動画に触れてみましょう。
- **観葉植物**：ＮＡＳＡが推奨する観葉植物を参考に好きなものを選び、いつもの作業場や自宅のリビングなど、つねに目に入る場所に置いてください。観葉植物は多ければ多いほど効果は高くなりますが、何もないよりは、鉢植えを１個だけでも置いた方が格段にメンタルへの影響が違ってきます。
- **公園の活用**：２日に１回は公園に出かけ、木々の中で最低10分は過ごしてください。余裕があれば、1ヶ月あたりの自然との接触時間を150分以上にまで伸ばすように意識してみると、さらに大きなメリットが得られます。

- **太陽**：最適な太陽光の摂取量は住む場所に大きく左右されるので、最低でも1日に6〜20分は陽光を浴びる。夏場は肌が痛むぐらいの日焼けはしないように注意。

- **アウトドア**：年に3〜4回はキャンプや山登り、魚釣りなどに行く時間を持ちましょう。できれば2週間に1回は大自然に身を置くことを心がけ、可能な限り摂取時間を増やしていってください。

## 友人

- **接触時間**：多くの研究では、平均200時間ほど他人とのコミュニケーションを重ねれば、たいていの人とは深い仲になれるという結論が出ています。一方で50時間ぐらいの接触時間だと、どんなに会話がうまくいっても友情は深まりにくいようです。まずは

200時間を目指して、気になる相手との接触を積み重ねましょう。

- **同期行動**：ランニングクラブ、合唱部、楽器のサークルなど、だれかと同じような行動を取れるようなコミュニティに参加してみましょう。こちらも、総計200時間をめどに参加していくと、周囲との親密度が格段にアップします。
- **信頼**：ゲイリー・ウッド博士による「効果的なセルフディスクロージャー」（139ページ）を参考に、親密になりたい相手と深い会話を行うように意識してください。「最近お金がなくて……」や「怒りっぽい性格をなんとかしたいんだよね……」など、相手への相談という形で話を振って行くと、自然に親密さを深めることができます。

# 第5章

# ストレス

STRESS

# 1 過剰なストレスが全身を壊していく

ストレスは人を殺します。

ある朝、目を覚ました妻がいつものようにリビングへ行くと、そこにはソファで冷たくなった夫の姿が。あわてて救急車を呼ぶも時すでに遅く、夫は大動脈破裂で早朝には命を落としていたことが明らかになります。解剖や精密検査でも原因はわからず、彼の死は謎のまま処理されることに……。

ここ数年、世界中で似たような悲劇が増えています。その原因は様々ですが、多くの悲劇に共通するポイントは「過剰なストレス」です。

WHOの推計によれば、心臓麻痺の死亡者は世界で年に1700万人。そのうち25％は激しいストレスによるものと考えられ、近年でも被害者の数は増加し続けています。

私たちの心臓は、メンタルに影響されやすい臓器です。気持ちが興奮すれば脈拍と血圧は上昇し、睡眠中やリラックス時には脈拍と血圧が下がります。どちらも人類が進化の過程で獲得してきた生存システムのひとつです。

ところが、精神にストレスがかかった状態だと、心臓のエンジンはふかしっぱなしになり、夜になっても休むヒマがありません。その結果、心臓や血管に過度の負担がかかり、突然死にいたるのです。

たとえば、あなたが締め切りの近い仕事を先延ばしにしていたとしましょう。なんとなくネットで時間をつぶしている間にも頭の隅には仕事のプレッシャーがこびりついており、あなたの感情システムは徐々に「脅威」モードに切り替わっていきます。

ほどなく、脳の原始的なエリア（扁桃体）が騒ぎ始め、内分泌系に対策を取るように指示。これを受けた内分泌系は体の各所にシグナルを送り、アドレナリン、コルチゾール、ＡＣＴＨといったストレスホルモンを吐き出させます。

これらのホルモンは、いずれも体を戦闘状態にするスイッチです。アドレナリンやＡＣＴＨが心拍数を上げて外敵の襲撃にも素早く反応できる態勢を整え、コルチゾールは過度の炎症反応で体が動かなくなってしまうのを防ぎます。

このシステムは、原始の社会であればうまく働きました。ライオンやヒョウに襲われたときは瞬時に全身を興奮状態に切り替え、すぐさま逃げるか戦うかのどちらかを選択。事態が終わればストレスホルモンは役目を終え、すみやかに体はもとにもどっていきます。しかし、仕事を先延ばしにしていると、パニックを起こした脳はコルチゾールを増やすように指示を出し続け、少しずつ私たちの体はストレスホルモンに慣れてしまいます。覚せい剤の常習者に似たような状態です。

いったんこうなると、事態は一気に悪化していきます。本来ならばコルチゾールが免疫システムのバランスをとっていたのに、もはやブレーキは完全に壊れたも同然。暴走した白血球が細胞を傷めつけ、やがて心疾患、肥満、老化の促進といった症状が現れ始めます。最初の小さなストレスがホルモンの連鎖を生み、最後には全身を壊していくわけです。

人体のストレス処理系は、あくまで森やサバンナで出会う緊急の危機に対応するために進化してきたシステムです。**短期的に終わる急性のストレスをさばくのは得意ですが、現代の慢性的なストレスに立ち向かうようにはできていません。**

果たして、このミスマッチを解決するにはどうすればいいのでしょうか?

一般的に、病気に対処するには、応急処置と根本治療の2種類を使いわける必要があります。たとえば花粉症で鼻水が止まらない場合は、とりあえず短期的には鼻炎薬を飲んで症状をやわらげ、同時に減感作療法などで根気よく体質を改善していかねばなりません。

ストレスも同じです。仕事の失敗や職場の人間関係といった日々のストレスはとりあえず応急処置でしのぎつつ、並行して柔軟なメンタルを長期的に作り上げていく必要があるのです。応急処置だけでは大元の問題は解決しませんし、根本治療だけでは成果が出る前に心が折れてしまうでしょう。

そこで本章では、最初に応急処置用のストレス対策法をまとめ、次に根本的な治療法を探っていきます。もちろん、ここでも使うべきは進化論の視点です。

## 2 ストレスを感じたときに効くひと言とは?

自分が大勢の前でスピーチをする場面を想像してみましょう。あなたの頭には「セリフを忘れたらどうしよう……」「笑われるかもしれない……」といった思考がうずまき、ほどなく全身にストレス反応が起きます。アドレナリンのせいで心臓は高鳴り、緊張で手が震えだすかもしれません。

こんな状況で、もっとも応急処置の効果が高いのが「リアプレイザル」です。

名前は難しそうですが、やることは簡単。スピーチの直前にストレス反応が起き始めたら、「楽しくなってきたぞ！」や「興奮してきたぞ！」と自分に言い聞かせるだけです。

ハーバード大学のアリソン・ブルックス氏は、300人を集めた実験で「リアプレイザル」の効果を証明しました。すべての被験者に「スピーチ」「カラオケ」「数学のテスト」などを指示したところ、自分のストレス反応を「楽しくなってきた」とポジティブに解釈したグループは、それぞれ17〜22％も成績が良くなったのです。

ブルックス博士は言います

**「私たちは自分の感情をコントロールし、意図的に影響を与えることができる。自分のストレスをいかに言葉や思考に変換するかで、どんな感情も再構築できるのだ」**

たとえば、いきなり道端で知らない人に怒鳴られたとしましょう。普通なら「なんだこいつ！」と頭に血がのぼる場面ですが、一歩引いて「何か悪いことがあったのかもしれない」などと考え直してみるのも「リアプレイザル」の一種です。それだけで、ある程度は感情の波がおさまっていくはずです。

「リアプレイザル」が効くのは、そもそも「緊張」と「興奮」の感覚は、どちらも人体の反応という点では変わらないからです。人前でスピーチをするときでも、会社で昇進が決まったときでも、人間の体は同じように心臓が激しく脈打ち、同じようにコルチゾールが分泌されます。

このとき私たちの体は外部の刺激に態勢を整えただけで、その反応を「緊張」と「興奮」のどちらに解釈するかは脳の判断にゆだねられます。

古代の環境を考えてみれば、当たり前の話です。サバンナで猛獣に襲われたときだろうが、美味そうな獲物を見つけたときだろうが、すぐに行動を起こさねばならない点で両者に変わりはありません。ここで対処のシステムを2つに分けていたら、反応のスピードが遅くなるだけでしょう。

さらに、リアプレイザルは、使えば使うほどあなたをストレスに強くする性質も持っています。

被験者の脳をｆＭＲＩで調べたある実験では、嫌な体験をポジティブに解釈しなおした直後から扁桃体の活動が低下し、「リアプレイザル」が上手くなった被験者ほどネガティブな体験に脳がパニックを起こさなくなりました。**つまり「リアプレイザル」は感情の筋トレとしても使えるわけです。**

ただし、この手法はおもに緊急時に使ってください。いくらストレスの影響は考え方によって変わると言っても、すべてのネガティブな体験をポジティブに解釈できるはずがありません。緊張する場面で冷静な判断をしたいときや、他人のネガティブな感情に飲み込まれそうなときに使うのがおすすめです。

# 3 寝不足が続くとダメージを修復できない

「睡眠負債」という言葉があります。

これは睡眠の量を借金にたとえた表現で、毎日の寝不足が少しずつ溜まっていくと、やがて債務超過に達して様々な疾患を引き起こします。50年前にスタンフォード大学のウィリアム・デマント氏が提唱したアイデアで、その後も多くの臨床試験で影響の大きさがわかってきました。

睡眠負債が怖いのは、本人も気づかぬうちにじわじわと債務が増えていく点です。たとえば1日30分ずつの寝不足が続いた場合、最初のうちは借入額が少ないので気が楽ですが、放っておくうちに返済できなくなり家計が破綻。心疾患や鬱病などの症状が出たときは手遅れになります。

このような現象が起きるのは、睡眠に日中のストレスを回復させる働きがあるからです。私たちが眠りにつくと、脳は45～60分以内に完全休憩の状態に入り、骨と筋肉の成長や免疫システムの強化などの作業を行います。さらに1～2時間が過ぎるとレム睡眠に切り替わり、今度は大脳が活動をスタート。日中の嫌な体験や記憶が呼び起こされ、すべての情報を処理していきます。一晩寝れば前日の嫌なことを忘れやすいのは、睡眠が記憶を整理整頓してくれるからです。

しかし、長期にわたって睡眠負債が続くと、脳と体が受けたダメージを修復する時間はなくなります。処理されずに残った疲労やストレスは少しずつ体を破壊し、最終的には手のつけられない炎症に変わるのです。

睡眠負債は自覚がないまま債務がかさむため、改善のためには自分が良質な睡眠を取れているかどうかを判断する必要があります。

そこで参考になるのは、スタンフォード大学が行った系統的レビューです。過去に出た277の研究をまとめた労作で、「良質な睡眠を客観的に把握するにはどうすればいいのか？」という問題について、信頼に足る結論を出しています。

専門家の意見が一致した「良質な睡眠」のサインは次のようなものです。

- **眠りに落ちるまでの時間が30分以内**
- **夜中に起きるのは1回まで**
- **夜中に目が覚めた場合は20分以内に再び眠ることができる**
- **総睡眠時間の85パーセント以上を寝床で使っている（昼寝や通勤電車内での居眠りなどの合計が15％を超えない）**

この4つをすべて満たすことが「良い睡眠」の最低条件で、ひとつでも当てはまらないポイントがあれば睡眠負債の可能性は高くなります。以上をふまえたうえで、具体的な対策を見ていきましょう。

# 4 優良ホルモン「メラトニン」が増える眠り方

睡眠の改善において一番重要なのは、ここでもやはり「自然」です。

第3章で取り上げた「自然フィックス」を実践していれば、あなたの睡眠レベルはすでにある程度まで改善しているはず。人類は古代から豊富な自然音と木々に包まれながら眠ってきたため、自然のなかにいるだけで、私たちの体は睡眠の質が上がるデザインになっているからです。

2016年、コロラド大学が被験者に冬山で寝起きをするように指示したところ、2日後に全員のメラトニンが増加する現象が認められました。メラトニンは体内時計をコントロールし、私たちを自然な眠りに誘うホルモンです。

通常は日が沈んだころから血中濃度が増え始めますが、夜中まで人工照明に照らされたような状況では分泌のタイミングが遅くなることがわかっています。夜になっても眠れない現代人が多いのは、メラトニンの分泌タイミングのせいです。

自然環境によるメラトニンレベルの改善は、アウトドアで過ごす時間が長くなるほど効果も高くなります。コロラド大学は２０１３年にも似た実験を行っており、キャンプで１週間を過ごした被験者は、メラトニンの増加タイミングが２・６時間に改善。さらにキャンプの時期を夏場に変えると、いつもより4・6時間も前にメラトニンの分泌が始まり、体内時計のタイミングが日の出と日の入りの時間に一致しました。つまり、太陽の運行に体がシンクロし始めたわけです。

研究チームは言います。

「自然の光をたった2日浴びるだけでも、体内時計は69％もシフトする。このデータをもとに、近代の建築は自然光を取り入れるデザインにしたほうがいいだろう」

キャンプ実験の被験者たちは、たった2日のアウトドアでも普段より13倍も多く太陽光に当たっていました。

**睡眠負債を返したければ、まずは日中に太陽の光を浴びる時間をできるだけ増やしたうえで、夜には室内の照明を限界まで暗くしてみてください。**

これに加えて、定期的にキャンプでメラトニンのメンテナンスを行えば、少しずつ負債は減っていくでしょう。

寝室を暗くするには1級の遮光カーテンを使うのが理想ですが、当面の処置としてはアイマスクと耳せんでもかまいません。

「睡眠を改善するアイテムはなにか?」という疑問について調べたコクラン共同計画のレビュー論文でも、耳せん、アイマスク、マッサージ、アロマテラピー、リラックス音楽のなかで効果が認められたのはアイマスクと耳せんだけでした。それ以外の方法については、はっきりしたデータが出ていません。

アイマスクと耳せんを同時に使うと、睡眠中のストレスホルモンが下がり、逆にメラトニンの量が増えていきます。アロマやマッサージのリラックス効果を否定するわけではないものの、現時点ではこの2つを使うのが確実です。

また、定期的にアウトドアに行くのが難しい場合は、メラトニンのサプリを飲むのも手です。ホルモン剤の一種なので効果はとても大きく、コクラン共同計画のレビューでも、騒音や照明のせいで眠れない場合は、アイマスクと耳せんより1日1mgのメラトニンを使ったほうが効果が大きいとの結論が出ています。

ホルモン剤と聞くと怖いかもしれませんが、数多いサプリのなかでもメラトニンは安全性が高い成分です。

6才の児童44人を対象にした実験では、1日5mgのメラトニンを3・8年ほど飲ませても副作用はみられませんでした。たいていの研究では1日に0・5〜1mgでも快眠の作用が出ているため、よほど大量に飲まない限りは問題ないでしょう。

用法としては、寝床に入る30〜120分前に0・5mgを飲みます。それでも効果がみられなければ、1週間ごとに0・5mgずつ増やしてください。

ただし、メラトニンはあくまで体内時計の調節に使うサプリなので、午前中や昼間に飲むのはよくありません。過去の実験でも、朝にメラトニンを飲んだグループは糖尿病のリスクが悪化したとの報告が出ています。注意してください。

# 5

## 40分の昼寝で完全回復──NASAの研究結果

睡眠負債は知らぬ間にコツコツと積み上がっていくため、返済もコツコツと行うのが重要。そこで使えるのが、「昼寝」のテクニックです。

昼寝の研究が進み始めたのは1990年代で、たとえば104人の健康な男女を睡眠不足にさせた実験では、数分〜数時間の昼寝によって、注意力や論理思考などの大幅な改善が見られました。

以降も似たような追試が行われ、空軍パイロットを対象にしたNASAの研究でも、1回40分の昼寝でパフォーマンスが34%改善し、注意力は100%の完全回復を見せるなど、睡眠負債のダメージを防ぐ効果が広く確認されています。いまではグーグルやウーバーといった名だたる企業も昼寝を奨励しており、グーグルなどは「エナジーポッド」という専用の睡眠マシンまで導入しているほどです。

実は、睡眠に問題がない狩猟採集民でも昼寝を行います。

カリフォルニア大学がボリビアのチマネ族の暮らしを3年にわたって記録した研究では、次の事実があきらかになりました。

- **夏の時期は、年間の睡眠時間の22%を昼寝に使う**
- **冬の時期は、年間の睡眠時間の7%を昼寝に使う**

狩猟採集民の世界でも、昼寝で体力の回復を計るのは普通のようです。

現時点では昼寝の最適量まではわかっていませんが、多くのデータでは1回15〜30分ほどでリフレッシュ効果が得られています。狩猟採集民も1回15分の昼寝で済ますケースが多いため、まずはこのレベルから試してみてください。

最初のうちは「20分だけ眠るのは難しい」といった感想が出るかもしれませんが、心配はいりません。ある実験では、快適なイスに座りつつ目を閉じて15分休んだだけでも睡眠時と似たような脳波が現れ、記憶テストの結果も向上したとの結果が出ています。

**昼寝が苦手な人でも、とりあえず10〜15分だけ目を閉じて何もしない時間を作ってみましょう。**

近年では、昼寝のリフレッシュ効果を高める方法として、「コーヒーナップ」というテクニックも開発されています。やり方は簡単で、15〜20分の昼寝の直前に1杯のコーヒーを飲むだけです。

コーヒーと昼寝の組み合わせは意外なように思えますが、その効果にはいくつかの実証研究があります。

具体的には、疲れ気味の被験者に15分のコーヒーナップを試した実験では、普通に昼寝をしたグループよりもドライブシミュレーターの成績がアップ。日本で行われた研究でも、昼寝前に200mgのカフェイン錠を飲んだ学生は疲労感が減り、記憶力テストの成績も上がりました。

このような現象が起きるのは、カフェインが脳に達するまでに20分かかるからです。そのため、コーヒーを飲んでから20分後に目を覚ますと、昼寝のリフレッシュ作用にカフェインの刺激が組み合わされて相乗効果をもたらします。昼寝の効果を高めたい方は、試してみてください。

# 6 ウォーキングだけでストレスは激減する

2016年、アリゾナ大学の人類学者デビッド・ライクレン氏は、タンザニアで旧石器時代に近い狩猟採集生活を送るハッザ族の運動量を調査しました。心拍計とGPSで日中の活動量を計ったうえで、血圧や体内の炎症レベルをチェックしたのです。

狩猟採集民の活動量は、想像をはるかに超えるものでした。

彼らは1日に75分のMVPA（中高強度身体活動）を行い、そのレベルは先進国平均の14・8倍。60才を超えた初老のメンバーも18才の若者と同じぐらい体を動かしており、コレステロールや炎症に悩む者も確認されませんでした。

MVPAは、早歩きからランニング程度の運動レベルを指します。多くの先進国は「健康維持のためには一週間に150分のMVPAを行うこと」とのガイドラインを設定していますが、その基準をハッザ族はたった2日でクリアしている計算です。

ライクレン博士は言います。

「ハッザ族は先進国にくらべて大量の時間をMVPAに使っている。200万年にわたって狩猟採集生活を続けてきた私たちの祖先も、長時間のMVPAに適応しているはずだ」

すべての部族が同じ活動量だとは限りませんが、人類が長時間の運動に適応してきたのは間違いありません。

ここ数年で運動のメリットを示すデータは激増しており、2016年にはキャンベラ大学が信頼度の高いメタ分析を出しています。過去に出た「運動と脳」に関する論文から質が良い36件を選び、エクササイズでどれだけ私たちのパフォーマンスが上がるのかを調べたものです。

**まずわかったのは、どんな運動でも、ある程度の負荷があれば脳には良い影響があるという事実です。**筋トレでもランニングでも水泳でも、ジャンルはなんでもかまいません。とりあえず体を動かしておけば、あなたの脳機能は確実にアップします。

運動で脳のパフォーマンスが上がる最低ラインは次のとおりです。

- **1回のセッションで45〜60分ぐらいの運動をするとストレスが改善し、認知機能も向上しやすくなる**
- **「週に2回の運動」と「週に4回の運動」を比べた場合、両者に大きな効果の差はない**
- **運動のレベルは「軽く息があがるぐらい」から「ヘトヘトになるぐらい」までの範囲で行わないと意味がない**

**基本的には「1回45分の少しキツい運動を週に2回」のペースで行うのが、脳機能のアップが見込める最低のラインです。**あなたのパフォーマンスを限界まで発揮させるためにも、ぜひこの基準を守ってみてください。

もっとも、ストレス対策だけに目的を絞れば、そこまで運動に時間を割く必要はありません。

カールスルーエ工科大学の実験では、1回30〜60分の軽いウォーキングを週2回だけ行なった学生は、なんの運動もしなかったグループにくらべてストレスが減り、期末テストの成績も有意に向上しています。

研究チームは、多くの人がウォーキングの力を過小評価していると言います。

「ウォーキングを行うとコレステロールや血圧が下がり体重も減る。しかし、それらのメリットを合わせても、ウォーキングが心疾患に効く理由の59％しか説明できない。残りの41％は、ウォーキングがストレス反応を改善してくれるからだろう」

一般のイメージよりも、ウォーキングは強力なパワーを持っています。イスから立ち上がって数分の散歩をするだけでも、あなたのストレスは激減するのです。

**運動がストレスに効く理由には諸説ありますが、もっとも有力視されているのは「エクササイズが体のストレス対策システムを鍛えてくれる」という考え方です。**

私たちの循環器系や筋肉は脳の神経とつながっており、普段から相互にやり取りをしています。ところが、運動をしないと脳神経と体のつながりが弱まり、連携が取れなくなってしまうのです。人間のストレス対策システムは、脳から臓器への連絡がスムーズでないとうまく働きません。

つまり、運動には脳と体のつながりを取り戻す作用があります。

ある程度の負荷があればどんな運動でも構わないので、週に2〜3回ずつ続けられるものを選んでください。最低でも12分の早歩きで、あなたの脳のパフォーマンスは確実にアップします。

# 7 ハマるとやめられない「超正常刺激」の正体

睡眠と運動の2つは、進化医学的に「少なすぎる」要素をどう克服していくかを問題にしていきます。ここからは目先を変えて、「新しすぎる」を遠ざけてストレスに立ち向かう方法を見ていきましょう。

そこでまず考えるべきは「超正常刺激」の問題です。動物行動学の父であるコンラート・

ローレンツ氏が発見した現象で、自然界には存在しないものに対して本能が反射的に作動してしまう状態を意味します。

たとえば、ミヤコドリという鳥は、本能的に大きな卵を選んで育てようとする性質を持ちます。そのため、研究者が本物の卵より大きな人工のボールを与えてみると、ミヤコドリは自ら産んだ卵を捨ててボールを温めようとします。

これは、ミヤコドリのなかに「大きな卵を育てたほうが元気な個体が生まれる」とみなすプログラムしか備わっていないからです。自然界には巨大なボールなど存在しないため、「これは偽物かもしれない」と疑うようなシステムを実装する必要がありません。その結果、ミヤコドリは簡単にダマされてしまうわけです。

しかし、鳥たちを笑ってばかりもいられません。現代においては、動物より人間のほうが超正常刺激に振り回されています。

わかりやすい例はポルノでしょう。映し出される男女の痴態は過去に記録されたデータの再現でしかなく、リアルタイムの出来事ではありません。

にもかかわらず、人類が進化した環境にはポルノなどなかったため、私たちの脳はミヤコドリよろしく簡単に興奮してしまいます。あり得ないサイズのバストを持つ女優や、異常な頭身のイケメンキャラなどが人気を呼ぶのも、そのような個体のほうが古代の環境では生存率が高かったからです。

この状態が続くと脳は単純な刺激に満足できなくなり、さらなる興奮を求めて暴走を始めます。

ポルノが止められなくなる現象は世界中で報告されており、近年では「精神障害の診断と統計の手引き」の最新版にも「異常性欲障害（Hypersexual Disorder）」の項目が登場しました。ポルノ依存はモラルの欠如などではなく、医学的な中毒症状のひとつとして認識されつつあるのです。

超正常刺激は、現代社会のいたるところに見られます。

たとえばジャンクフードもそのひとつで、糖と脂肪が絶妙に配合されたハンバーガーやスナック菓子は、私たちの舌に超正常刺激をあたえます。糖と脂肪はどちらも古代人が生き延びるために欠かせないエネルギー源だったため、人類の脳はビタミンやミネラルよりもカロリーに反応するように進化してきたからです。

もちろん、ポルノやジャンクフードが悪だと言いたいわけではありません。大事なのは、現代にあふれる超正常刺激の存在に気づき、自分の反応を調節していくことです。ポルノやジャンクフードに操られるのではなく、こちらがコントロールする側に立つのです。

# 8 スマホの使用時間が長い人ほど不安が大きい

遠ざけるべき超正常刺激は様々ですが、まずおすすめしたいのは「デジタル環境」のコントロールです。

スマホが現代人の集中力を削ぎ、SNSがコミュニケーションの質を下げたのはすでに述べたとおり。インターネットやスマホは私たちの生産性を高めたいっぽうで、弊害ももたらしています。

アメリカ医療情報学会が「インターネットおよびビデオゲーム中毒」を正式な診断名に推奨したのは2008年のこと。ハーバード大学の調査によれば、ネットユーザーのうち

5～10％は依存傾向にあり、回線につながらない状況では、彼らはギャンブル中毒に似た禁断症状を示します。

ほかにも、スマホの使用時間が長い者ほど社会不安のレベルが高いとのデータや、自宅でスマホを使い続ける人は仕事のストレスが回復しないといった報告もあり、デジタルデバイスが現代人のメンタルに負荷をかけているのは間違いありません。

ネットのサイトやSNSが私たちの生産性を下げているのは自明でしょう。SNSの通知が来るたびに作業を中断したり、仕事中に急にツイッターやインスタグラムのタイムラインが気になって仕方なくなったりと、いずれも現代ではおなじみの光景です。

原始の森やサバンナでは、情報の入手とコミュニケーションの有無が生存の成否をわけました。

効率のよい狩場はどこか？　感染症に効く薬草はどれか？　味方になりそうな者は誰か？　厳しい環境を生き抜くには効率のよい情報収集が欠かせず、人類の脳は新しい情報や対人コミュニケーションに快感を覚えるシステムができあがってきました。

ネットとSNSは、この快楽システムを刺激します。

クリックひとつで情報が手に入り、いつでもコミュニケーションが可能な状況は、進化の過程には存在しませんでした。難病ドラマやチャリティ番組を「感動ポルノ」と呼ぶことがありますが、その点では、いまのニュースサイトは「情報ポルノ」、SNSは「コミュニケーションポルノ」だと言えるでしょう。

しかし幸いにも、私たちの脳は柔軟性が高いため、超正常刺激のダメージは完全に復旧できることがわかっています。

精神科医のノーマン・ドアッジによる研究では、性欲障害の患者がしばらくポルノ視聴を止めたところ、興奮状態だった神経ネットワークが徐々に弱まり、元の状態を取りもどせたと言います。ドラッグ中毒者の治療と同じように、いったん超正常刺激を絶つ期間を作ればいいのです。

# 9
# デジタル断食は失恋？──ドアッジ博士の見解

2012年、IT系のライターだったポール・ミラー氏が、興味深い実験を行いました。仕事の種だったスマホとネットを止め、1年におよぶ「デジタル断食」を行なったのです。

当時26才の彼は、IT業界の高速なペースに本を読む時間も家族と過ごすヒマもなく、脳がパンク寸前でした。この時の心境を、彼は「ウェブブラウザの向こう側には『本当の生活』が待っているのではないかと思った」と記しています。

その効果は、想像を超えるものでした。仕事に支障が出たかと思いきや逆に生産性が上がり、かつてのペースを上回るスピードで原稿を書き上げたというのです。

「自分でもどうやったのかはわからないが、いつの間にか小説を半分書き上げ、毎週のようにエッセイを編集部に送っていた。ある月などは、編集長から書きすぎだと叱られたほどだ。こんなことはこれまでになかった。確かに退屈は感じたし、多少の孤独にも襲われた。でも、それが僕に良いペースを与えてくれた。刺激のなさと退屈のおかげで、本当に大切なものをやり抜くモチベーションが生まれたんだ」

さらにデジタル断食の初歩として効くのは、あらかじめSNSやメールのチェック時間を決めておくことです。ブリティッシュコロンビア大学の実験によれば、スマホの通知を切ってメールチェックの回数を1日に3回までに減らした被験者は、仕事中の緊張やストレスがやわらいでいます。

やり方は簡単で、「12：00～12：30までメールチェック」「インスタグラムは月・水・金だけチェックする」とスケジュール帳に書き込んでおくだけ。それだけで、あなたの生産性と幸福度には大きな差が出ます。最初は軽い不安に襲われるかもしれませんが、少しずつ「興奮」の感情システムが落ち着き、やがて「満足」のシステムが起動していくはずです。

前出のドアッジ博士は、デジタル断食を「失恋」にたとえています。大好きなネットやゲームから引き離された直後には、多くの患者が異性から振られたかのような反応を示すからです。

しかし、そのうち悲しみは穏やかな退屈とさびしさに変わり、しばらくすると穏やかな安らぎが取って変わります。その間も頭のなかではニューロンの配線がつなぎ直されており、あなたの脳は文字通りリセットされるのです。

ストレス反応は決して悪者ではありません。古代の環境では私たちを外敵から守り、生き延びる動悸を生み出すために役立ってくれた大事な機能です。

**問題なのは、ストレスが慢性化してしまうことです。睡眠負債や超正常刺激のようなストレスは、気づかぬうちにあなたの命を削っていきます。**

たかがストレス対策とあなどることなかれ。ストレスのコントロールとは、人生の支配権を自分の手に取り戻す作業でもあるのです。

・**リアプレイザル**：日常で緊張を感じたら「興奮してきた！」と言い換え、誰かにイライラさせられたら「この人に悪いことがあったのかもしれない」と考え直すように意識してください。多くの研究によれば、2〜6週間ほど小さな「リアプレイザル」を積み重ねれば、確実に脳がストレスに強くなって行きます。

・**睡眠**：まずは自分が良質な睡眠を取れているか判定してください（154ページ）。その上で、夜は耳栓とアイマスクを導入します。眠る際は、室内の電灯を5ルクス以下に下げるように努力してください。できれば2級以上の遮光カーテンを使うのが理想です。

・**メラトニン**：アイマスクや遮光カーテンで睡眠が改善しなければ、メラトニンのサプリを使いましょう。まずは1日1gからスタートして。様子をみながら1週間ごとに0・5mgずつ増やしていき、最大5mgまで摂取量を増やしていきます。現時点でメラトニンは日本国内で購入できません。試してみたいときはｉＨｅｒｂ（http://jp.iherb.com/）のような海外サイトから個人輸入するといいでしょう。

・**昼寝**：どこか寝足りない気分が続くときは、12〜14時までの間に15〜20分の昼寝を挟みます。眠れなくても10分目を閉じる時間を作るだけで、夜中の睡眠は確実に改善していきます。このとき、さらに生産性を高めたければ、昼寝の直前に２００ｍｇのカフェインを飲む「コーヒーナップ」を試してみましょう。

・**ウォーキング**：週に2〜3日のペースで12分以上の早歩き（時速６ｋｍ以上）を行うのが最低ライン。可能であれば、週に１５０分以上のウォーキングができるように頑張ってみましょう。日が沈んだあたりから心地よい疲れを感じるぐらいが、睡眠の質をあげる最適の運動量です。

・**デジタル断食**：メール、ＬＩＮＥ、ツイッター、フェイスブックなどは、事前に使用時間を決めておきましょう。「13時になったら30分だけメールチェック」「18時から10分だけＬＩＮＥを見る」といったように、細かい時間を指定するほど効果が高まります。

1日に1時間以上をSNSに使っている人は、PCでは「Self Control」のようなサイトのアクセスブロッカーを使い、スマホは専用のアプリを消しましょう。できれば周囲の人に「これから1週間は返信できない」とあらかじめ伝えた上で、しばらく完全にSNSを使わない生活に取り組んでみてください。

# 第 6 章

# 価値

Sence of values

# 1

# ぼんやりした不安を解消するたった1つの方法

本章から不安対策に入っていきますが、具体的な方法論に入る前に、ここからの基本的な戦略を概観しておきましょう。

第2章では、農耕によって生まれた「未来」が現代人の「ぼんやりとした不安」を生むメカニズムを説明しました。古代と違って未来の感覚が遠くなったため、先の見えない不安が生まれるわけです。

いっぽうで狩猟採集民の未来は1日単位なので、先行きの不安は生まれません。彼らにとってはすべてが現在であり、時間を超越した感覚を持っているからです。

しかし、すでに未来という概念を構築してしまった現代人が、いまから原始の感覚にもどるのは不可能です。そう考えると、私たちが取れる戦略はひとつしかないでしょう。

**すなわち、「未来を今に近づける」のです。**

ここでいう未来とは、実際の時間の流れを意味しません。未来の自分と現在の自分の心理的な距離が、どれだけ近いかを問題にしています。

たとえば、「5年後の自分を想像してください」と言われたとき、あなたの内面にはどんな感覚が生まれるでしょうか？

5年後のあなたは、いまのあなたと変わらないぐらいの存在感を持った存在でしょうか？　それとも、まったく見知らぬ人のように遠い存在でしょうか？　もし前者なら未来との心理的距離は近く、後者なら心理的距離は遠いと考えられます。これは、心理学で「自己連続性」と呼ばれる考え方です。

ここで注意したいのは、自己連続性が「未来の自分を具体的に想像できるかどうか」の問題ではない点です。

もし5年後の自分を「プールのある一戸建てに住んで、子供は2人で車を3台持っていて……」などとリアルに思い描けたとしても、いまの自分とのあいだにつながりの感覚がなければ心理的な距離は遠いままです。逆に5年後の自分がいまと変わらないとしても、そこにちゃんとした存在感さえあれば心理的な距離は近くなります。

時間の心理的な距離の問題については、いくつかおもしろい研究例があります。

もっとも有名なのは、2009年にスタンフォード大学のブライアン・ナットソン氏が行った実験です。博士は「自己連続性チェック尺度」で被験者の時間感覚を調べ、そのうえで「いま15ドルをもらうのと一週間後に30ドルをもらうのとどちらがいいか？」と尋ねました。第2章でも紹介した「時間割引率」を調べたわけです。

**そこでわかったのは、未来との心理的距離が近い者ほど不安に強く、セルフコントロール能力も高いという事実でした。**実際、自己連続性が高い者は貯金額が25％も多いとの結果も出ています。つまり、自己連続性が高い者は、目の前の誘惑に負けない強いメンタルを持っているのです。

ナットソン博士は言います。

「(自己連続性の高さとは) 未来の自分の身になって考えられるということだ。そのため、現在の決定が未来におよぼす影響を実感できるようになる」

ダイエットを例に考えてみましょう。

たとえば、ダイエットで体重を落としたいけれど、いっぽうでは目の前のケーキも食べたいといった状況があったとします。ここで心理的距離が遠いとダイエットに成功した自分の姿に現実感を持てず、未来が絵空事のようにしか感じられなくなってしまいます。そ

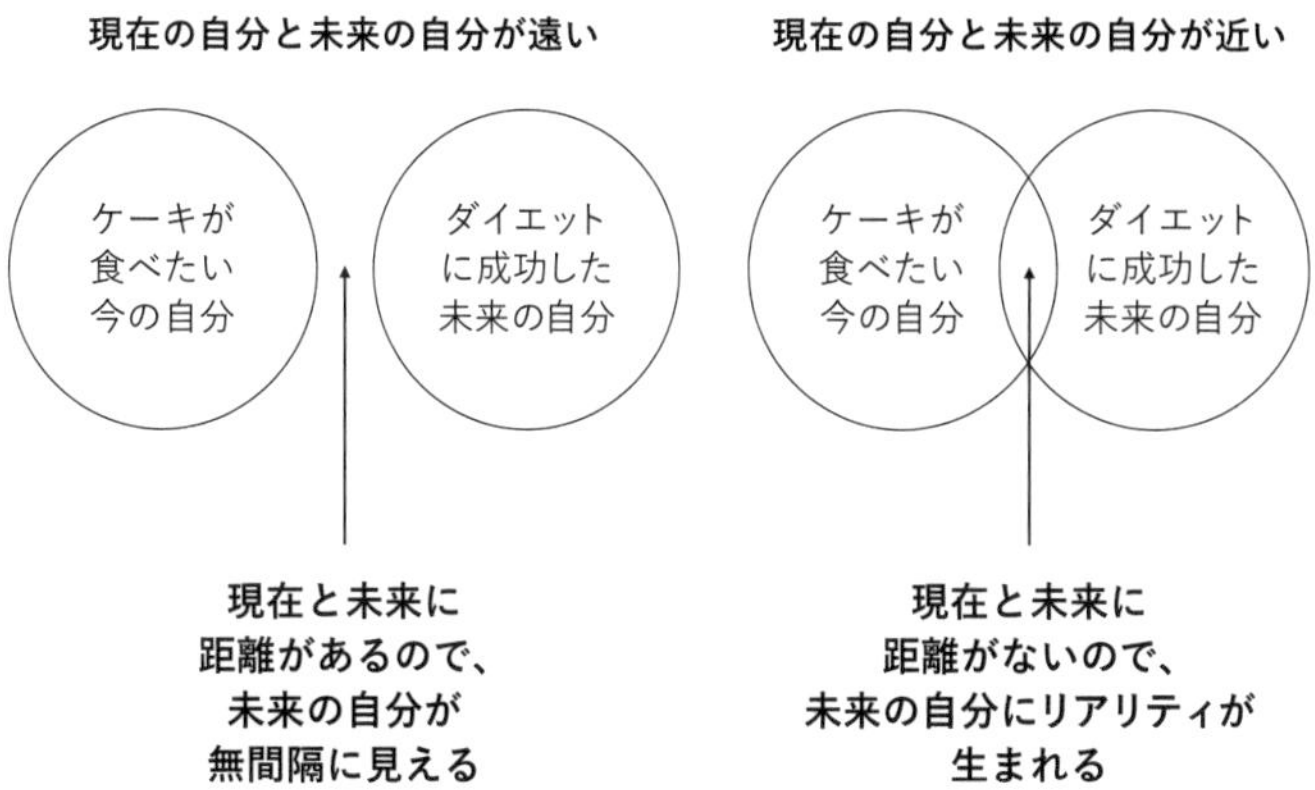


の結果、つい目の前のケーキに手が伸びてダイエットは失敗します。

ところが心理的距離が近いと、ダイエットに成功した自分の姿にリアリティが生まれ、未来のメリットを我が事としてとらえられるようになります。その結果、目の前のケーキをひかえるモチベーションが高まり、ダイエットに成功します。これが、心理的距離によってメンタルが強くなるメカニズムです。

自己連続性が高まれば「ぼんやりとした不安」は生まれません。つまり、「未来を今に近づける」のが、現代人の時間感覚を正す数少ない抵抗手段なのです。

# 2
## 未来に目的があれば迫害すら乗り越えられる

ナチスの強制収容所で4年を過ごした精神科医のヴィクトール・フランクル氏は、「夜と霧」にこう記しました。

「強制収容所の人間を精神的に奮い立たせるには、まず未来に目的をもたせなければならなかった。被収容者を対象とした心理療法や精神衛生の治療の試みがしたがうべきは、ニーチェの的を射た格言だろう。

**『なぜ生きるかを知っている者は、どのように生きることにも耐える』**。

したがって被収容者には、彼らが生きる『なぜ』を、生きる目的を、ことあるごとに意識させ、現在のありようの悲惨な『どのように』に、つまり収容所生活のおぞましさに精神的に耐え、抵抗できるようにしてやらねばならない」

フランクル氏は、生涯を通して人生の意味の問題を追い続けた人物です。アウシュビッツでも生き延びる態度を崩さなかった彼はやがて、人間はむしろ人生から「価値観」を問われているのであり、それに責任をもって答えなくてはならない、との境地にいたりました。明確な「価値観」は、ナチスの迫害すら耐え抜くモチベーションを与えてくれるというのです。

事実、多くのデータがフランクル氏の結論を支持しています。

２０１４年にロチェスター大学が行ったコーホート研究では、６千人の男女に「価値感を持って生きているか？」と尋ねたところ、この質問にイエスと答えた者は、14年後の死亡率が15％も低い傾向がありました。自分の「価値観」に沿って人生を生きている人ほど寿命が長いわけです。

データによれば、価値観が明確な人は自然と健康的な食事と運動を実践しているとのこと。この結果について研究チームは、「人間は人生に何らかの方向性が必要なのだろう」とコメントしています。

さらに、あなたの価値観は収入にも影響します。５千人のアメリカ人を10年ほど追跡したコーネル大学の調査では、自分の価値観に従って毎日を暮らす人ほど年収と貯金額が多く、「人生の価値」の強さが標準偏差から１つ高くなるごとに、貯金額は２４４万円ずつ増えていました。

この傾向は、被験者の性格や人生の満足度を考慮しても変わりません。要するに、あなたが商売に不向きな性格だろうが、現在の環境が恵まれていなかろうが、人生の価値観を強く持っていれば年収も増えていきます。人生の価値観が、仕事のトラブルに対するバッファーとして働くからでしょう。

価値に沿って生きるほど日々の悩みは消え、自然と自分をいたわる行動が増えていきます。不安に立ち向かうには、まずはあなたの「価値観」を見定めるべきです。

## 3 原始人にとって生きる意味は単純だった

なぜ価値観で不安感は減るのでしょう？　ぼんやりとした不安が将来への心理的距離によって起こるのなら、価値観には「未来を今に近づける」働きがあるのでしょうか？

ここで、いったん狩猟採集民の「価値観」について考えてみましょう。人類学のデータによれば、彼らが生涯にわたって持つ人生の目的はシンプルで、ひとことで言えば「生きる産む育てる」の3つだけです。狩りをしながら日々の糧を稼ぎ、部族内のパートナーと子を産み、愛する我が子の成長を死ぬまで見守れば、人生の目的は達成されてしまいます。すべての生物は遺伝子による「産めよ増やせよ地に満ちよ」という命令に従って行動します。その点ではヒトも例外ではなく、あなたの喜びも悲しみも生きがいも、すべては種の保存のために備わった機能のひとつに過ぎません。人生に哲学的な目的などあろうはずがなく、それゆえに原始人にとって人生の意味はいまよりも単純でした。

ところが、ライフサイクルが複雑化した現代では、「生きる産む育てる」の他にも、私たちは様々な行為に価値を見出すようになりました。「有名になる」「金持ちになる」「良い会社に入る」「好きなことをして生きる」……。価値観の多様化といえば聞こえはいいですが、定期的に新しいライフスタイルや人生の意味が提示され続ければ、どうしても迷いや不安が生まれてきます。新しい商品が出て楽しい気分になったものの、どれも選べなくなり、逆にストレスを抱えたようなものです。

**価値観の多様化が問題なのは、私たちの未来像を、ぼんやりとしたものに変えてしまうからです。**

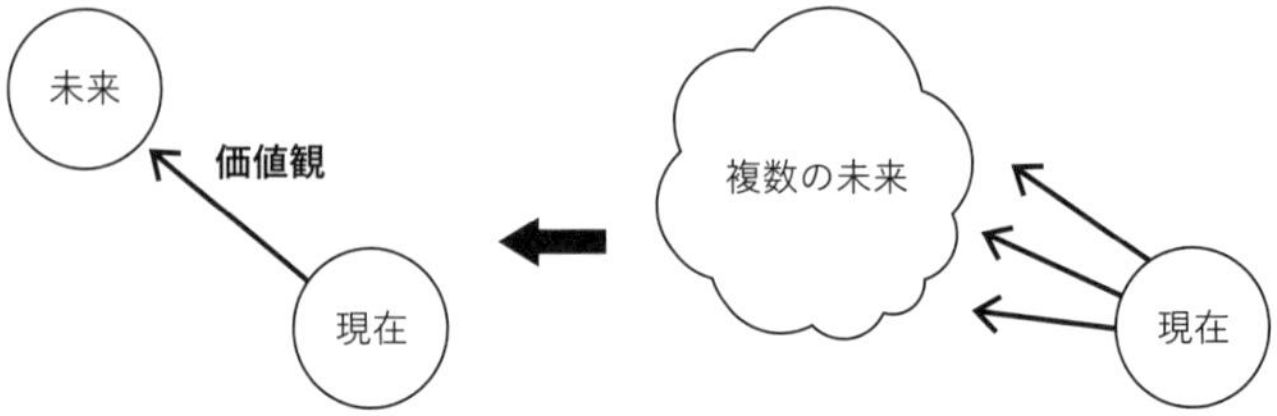


未来に複数の
可能性があるせいで
将来のイメージがブレ、
自己同一性が
生まれにくくなる

価値観が未来を
ひとつにまとめた
おかげで、
現在と未来にはっきりした
道筋ができる

狩猟採集民のように「生きる産む育てる」だけを目的にすれば、その時点で未来の姿は100%確定し、もはや次の行動に思い悩む必要はなくなります。いっぽうで現代のように選択肢が豊富な社会では、未来の姿はいくつにも分岐をくり返し、決してひとつに定まることがありません。

あいまいな将来は私たちのなかで明確な像を結ばなくなり、結果として未来との心理的距離は遠くなっていきます。これが、価値観のブレによって不安が起こる理由です。

この問題を解決するには、いったん分岐した未来をまとめるしかありません。自分のコアとなる価値観を絞り込み、未来を今に近づけるのです。

# 4 あなたの人生における価値観とはなにか？

「ＡＣＴ（アクト）」をご存じでしょうか？　「アクセプタンス＆コミットメントセラピー」の略で、不安な感情に対処する方法を学ぶと同時に自分の価値観を見定め、それに合った行動を増やしていくことを目指す最先端の心理療法です。

その効果は数百の研究で確認されており、たとえば１８２１人のデータを精査したメタ分析では、ＡＣＴはサイコセラピーや心理教育などの治療よりも不安障害への効果が高く、人生の満足度も上がるとの結論が出ています。

また別のメタ分析によれば、肥満体型（ＢＭＩ25以上）の者がＡＣＴを12時間ほど続けた場合、平均で７・６キロもの減量効果が認められたとの報告もあります。

これは、価値観を明確にしたおかげでダイエットの悩みがやわらぎ、健康的なライフスタイルへのモチベーションが上がったのが原因です。ＡＣＴの効果が高い理由はそれだけではありませんが、価値観のメリットを示す証拠としては十分でしょう。

ACTでいう「価値」とは、次のようなものです。

「個人のさまざまな外的または内的世界と関わりを持つ際にわきあがる確信、迷いなくゴールを達成する際の動機づけとなるもの、などから構成される特定の心理的な現象」

やや難しい定義ですが、「人生のモチベーションを与える基本原理」ぐらいに考えて構いません。こんなふうに生きていきたいと、心から思えるような人生の方向性のことです。

というと、多くの人は「自分の価値観などわかっている」と考えがちです。「金が欲しい」「幸福になりたい」「尊敬されたい」など、欲望の方向性は違えども、誰でも己が何を求めているかぐらいはすぐ思いつくでしょう。

しかし、本当の価値観とは、あなたが人生でどのように行動したいのかを問い続けるプロセスです。自分の人生に足りない要素を補うのが目的ではありません。

この考え方がわかりづらいようなら、試しにこう自分に問いかけてみてください。

**「もしすでに使いきれないほどの金を手に入れ、理想の仕事につき、毎日が幸福感に満ち溢れていて、誰からも尊敬されていたとしたら、私はどのように行動するだろうか？　自分や他者との関わり方はどう変わるだろうか？」**

すべてが満ち足りた状態でもなお行動せずにはいられない物事こそが、あなたの心の底に眠る本当の価値観なのです。

# 5

# ミシシッピ大学の「価値評定スケール」とは？

あなたの真の価値観を探り当てるには、どうすればいいのでしょうか？

現時点でもっとも科学的に正当性が高いのは、ミシシッピ大学のケリー・ウィルソン氏が開発した「価値評定スケール」です。いまも多くの臨床現場で実際に使われており、鬱病や不安障害などの治療に大きな効果を発揮しています。

このスケールは人生の重要な領域を12種類にわけたもので、それぞれのジャンルについて、あなたがどのように行動したいかを1～2行の短い文章で書き込んでいきます。たとえば「キャリア・仕事」であれば「困った人の役に立ち自分も成長する」でもいいですし、「余暇・レジャー」であれば「自然のなかでリラックスしながら過ごす」でも構いません。直感で重要だと思ったものだけを記入していってください。

その際には、自分に次の質問をしてみると、答えを思いつきやすくなります。

習や教育について、自分はどんな点に重きを置いているのか? 習得してみたい新しいスキルはなにか? 自分が成長するためにどんな資質を活かしたいか?

### ⑦ 余暇・レジャー

どんな趣味や遊びをしてみたいか? 自分がリラックスできるのはどのようなことか? どんなときに一番楽しい気分になるか? 新たに参加してみたい活動はあるか?

### ⑧ スピリチュアリティ

宗教、大自然、宇宙のような「人智を超えたもの」に対してどのような関係を築きたいか?(もちろん無信心の場合は、「宗教」は無視して構いません) どのような哲学的な疑問に興味があるか?

### ⑨ コミュニティ・社会生活

どのようなコミュニティの一員でありたいか? 地域社会にどのように貢献したいか?(チャリティやボランティアなど) 自分の居場所をどのように作りたいか?

### ⑩ 健康

身体の健康について何に重きを置いているか?(疲れない体作りや規則正しいライフスタイルなど) 自分の身体をどのようにケアしたいか?(食事、睡眠、運動の改善など)

### ⑪ 環境

地球の環境について何に重きを置いているか?(公害や大気汚染など) 環境の改善について貢献したいことはあるか?

### ⑫ 芸術

絵画、音楽、文学、アートとどのような関係を築きたいか? どのような芸術に触れていたいか? 参加してみたい芸術活動はあるか?

## 「価値評定スケール」

### ① 家族
どのような父／母、息子／娘、兄弟／姉妹、叔父／叔母でありたいか？ 家族のなかでどのようにふるまいたいか？ 家族とどのような関係性を築きたいのか？ もし今のあなたが「理想の自分」だとしたら、家族に対してどのように接するか？

### ② 結婚・恋愛
親密な相手に対してどのような夫／妻／パートナーでありたいか？ 相手とどのような個性を育てたいか？ どのような関係性を作りたいのか？ もし今のあなたが「理想の自分」だとしたら、結婚相手や恋愛相手にどのように接するか？

### ③ 子育て
どのような親になりたいか？ 子供とどんな関係を結びたいか？ 子供と接するなかでどんな個性を育てたいか？ もし今のあなたが「理想の自分」だとしたら、子供にどのように接するか？ 子供からどのように見られたいか？

### ④ 友人・対人関係
どのような友情を育てたいか？ 友人関係のなかに自分のどのような特徴・資質を活かしたいか？ 自分が相手にとって最高の友人だとしたら、どのようにふるまうか？

### ⑤ キャリア・仕事
自分は仕事のどういった点に重きを置いているか？ 仕事をもっと意味あるものにするにはどうすればいいか？ いまの 暮らしが理想の状態だったとしたら、自分のどのような資質を仕事に活かしたいか？ 職場や仕事のパートナーとどのような関係を築きたいか？

### ⑥ 自己成長
もっと知りたいことはなにか？ 学

# 6 「価値」と「目標」はどこが違うのか？

注意したいのは、自分の価値観を考えたつもりが、気づかずに人生の目標を書いてしまう人が多い点です。価値観と目標には、明確な違いがあります。

目標は未来に達成すべきゴールのことであり、いったんクリアすればそこで終わり。成功することがあれば、失敗することもあります。

しかし、価値はつねに現在のプロセスなので、どこまで行っても終わりはありませんし、成功も失敗も存在しません。「クリエイティブな仕事につく」は目標ですが、「クリエイティブな人間でいる」なら価値、「結婚する」は目標ですが、「好きな人と楽しく暮らす」なら価値になります。価値の裏づけがないと、目標は不安の原因になります。

弁護士になりたいと考えて猛勉強を始めた人がいたとしましょう。この時点で彼の中には「試験に受かる」と「試験に落ちる」という2つの未来が生まれ、将来があいまいになったぶんだけ現在との心理的距離は広がり、不安も悪化していきます。

ところが、弁護士という目標の向こうに、「弱い人を救う」や「新たな知識を学ぶ」といった価値観があったらどうでしょう？　その瞬間から司法試験の勉強は「他人を救うための実践のひとつ」か「新たな情報を学ぶ喜び」に変わります。遠くてあいまいだった未来が、価値観のおかげで現在進行系のプロセスに切り替わったのです。

このように、価値にもとづく行為は時間の心理的距離を〝いまここ〟に収束させ、未来への不安を消し去ります。長期的な目標を抱えた人ほど、価値観のメリットは大きくなっていくでしょう。

さて、「価値評定スケール」の記入が終わったら、今度は人生のジャンルの「重要度」と「一致度」を10点満点で採点します。

- **重要度**……それぞれの価値観について、自分の人生にどれだけ重要かを採点します。まったく重要でなければ1点、最高に重要なら10点です。
- **一致度**……過去1ヶ月間を振り返って、自分がどれだけそれぞれの価値観にもとづいた行動を取れたかを採点します。まったく一致していなければ1点、完璧に一致していれば10点です。

この作業でわかるのは、いまのあなたがどれだけ自分の心に背を向けているかです。重要度と一致度の数字が離れれば離れるほど、あなたは自分の価値観に背きながら生きている証拠。日々の不安やストレスは高まり、メンタルのパフォーマンスが低下する確率も高くなります。

そんなとき、このエクササイズは、人生の行き先を指し示すコンパスとして働きます。たとえば、あなたが家を買うかどうかを迷い始めたとしましょう。その裏には、どのような価値観があるでしょうか？

もし「子供を幸せにするため」という価値観の重要度が高かったなら、仕事量を減らして時間を作り、子供と遊んであげたほうが幸福の総量はあがるかもしれません。もし「精神的な安心を得たい」のほうが重要だったなら、インデックスファンドに投資して8％の年利を稼いだほうが生活は安定するかもしれません。

人生に完全な正解を出すのは不可能ですが、少なくともあなたにとって満足感の高い選択を可能にしてくれるのは間違いないでしょう。かつてドイツの文豪ゲーテも言ったとおり、「どこに行こうとしているのかわからないのに、決して遠くまで行けるものではない」からです。

# 7

# さあ実践！「人生の満足度を高める自己分析」

自分の価値観を探すのは、思ったよりも難しい作業です。「価値評定スケール」に書き込むたびに「これが本当の価値観だろうか？」「こんなことを考えても意味がないのでは？」といった思考がわき上がり、せっかくの作業を止めてしまうのが普通です。

価値の明確化が難しいのは、私たちが抽象的な問題の取り扱いに慣れていないからです。古代のシンプルな環境においては、「今日の天気は？」や「獲物はどこにいる？」といった問題について考えればそれで十分。人智を超えた不幸や自然現象を目の当たりにしたときも、精霊や妖怪の姿を思い描けば世界観の説明としては事足りました。「愛」や「理想」といった概念について私たちが考え始めたのは、ごく最近のことです。

そのため、私たちの脳は抽象より具象を扱うときにこそ万全の機能を発揮します。いきなり「愛とはなにか？」と問われて即答できる人は少ないでしょうが、「どんなタイプの異性が好きか？」と言われれば急に答えやすくなるでしょう。

その点、「価値評定スケール」はトップダウン型のツールなため、脳の仕組みからすればやや使いづらい側面もあります。慣れないうちは、手がかりのないパズルを解いているような気分になるかもしれません。

そこで、もうひとつ「パーソナルプロジェクト分析（ＰＰＡ）」というボトムアップ型のアプローチも紹介します。これは、ケンブリッジ大学のブライアン・リトル氏が考案した自己分析メソッドです。

**この手法がユニークなのは、「人生の満足度を高めるための自己分析」に特化している点です。**

世の中には様々な性格テストがありますが、いくら自分の才能や得意な分野がわかっても、眼の前の作業から生きがいを得られなければ人生の満足度は上がりません。その前に、自分が抱えるプロジェクトを細かく分析し、より幸福度が高まりやすい行動を増やしていくほうが実りは多いでしょう。

ＰＰＡには30年以上ものデータの蓄積があり、実践した被験者は、おおむね人生の満足感が上昇することがわかっています。少し複雑なテクニックなので、ここでは価値観の明確化に役立つポイントだけを見ていきましょう。

### ステップ① パーソナルプロジェクトのリストアップ

まずは「いま自分が取り組んでいるプロジェクト」をリストアップします。プロジェクトと言われると身構えてしまいそうですが、「お菓子の量を減らす」や「部屋を掃除する」といった日常的なタスクでもいいですし、「ＴＯＥＩＣで９００点を取る」「営業成績1位を目指す」のような中長期的な目標でも、「もっと良い人間になる」「何かおもしろいことをする」ぐらいのふわっとした願望でも問題ありません。現時点で自分が取り組んでいることはすべてプロジェクトです。

リトル博士の調査によれば、多くの人は平均で15種類のパーソナルプロジェクトに取り組んでいるとか。10〜15分をかけて、思いつくだけリストアップしてください。

### ステップ② プロジェクトのレーティング

リストアップしたプロジェクトから、自分が重要だと思うものを直感で10個だけ選択します。選んだ選択肢は「ＰＰＡレーティングマトリックス」に書き込み、それぞれの「重要性」や「困難さ」を10点満点で採点しましょう。各項目の意味は以下のとおりです。

- **重要性**：そのプロジェクトが自分にとってどれだけ重要か
- **簡単さ**：そのプロジェクトに取り掛かるときの敷居の低さ
- **透明性**：友人・家族がそのプロジェクトの内容や進み具合を知ることができる、または理解できるかどうか
- **管理性**：そのプロジェクトに対して、どれだけ「自分でコントロールできている」という感覚があるか
- **責任**：そのプロジェクトには社会的な責任があるかどうか
- **時間適正**：そのプロジェクトをやるだけの十分な時間があるかどうか
- **成功率**：そのプロジェクトを達成、または満足できるレベルまでこなせる確率は高いかどうか
- **自己同一性**：そのプロジェクトが、自分のアイデンティティに沿っていると感じられるかどうか。または、自分の性格に適していると思えるかどうか
- **他者からの重要性**：他人から見て、そのプロジェクトを重要だと感じてくれそうか
- **進捗状況**：いまの時点で、そのプロジェクトをどれだけ達成できているか
- **やりがい度**：そのプロジェクトにやりがいが感じられるかどうか

・**没頭度**：そのプロジェクトに夢中になってのめり込めるかどうか
・**支持レベル**：そのプロジェクトを達成するためのサポートが得られるかどうか（金銭的なサポートでもアドバイスでも何でもＯＫ）
・**自律性**：そのプロジェクトに対して、誰から強制されるわけでもなく「自分の意思でやる」と感じられるか

すべての採点が終わったら、各項目につけた点数を合計して、それぞれのプロジェクトの合計点を出してください。点数が高いものほど、あなたにとって重要なコアプロジェクトになります。

**PPA レーティングマトリックス**

| | プロジェクト名 | 重要性 | 簡単さ | 透明性 | 管理性 | 責任 | 時間適正 | 成功率 | 自己同一性 | 他者からの重要性 | 進捗状況 | やりがい度 | 没頭度 | 支持レベル | 自立性 | 合計値 |
|---|---|---|---|---|---|---|---|---|---|---|---|---|---|---|---|---|
| 1 | | | | | | | | | | | | | | | | |
| 2 | | | | | | | | | | | | | | | | |
| 3 | | | | | | | | | | | | | | | | |
| 4 | | | | | | | | | | | | | | | | |
| 5 | | | | | | | | | | | | | | | | |
| 6 | | | | | | | | | | | | | | | | |
| 7 | | | | | | | | | | | | | | | | |
| 8 | | | | | | | | | | | | | | | | |
| 9 | | | | | | | | | | | | | | | | |
| 10 | | | | | | | | | | | | | | | | |

### ステップ③　プロジェクトの上位分析

最後に各プロジェクトを深掘りします。ステップ2で浮かび上がったコアプロジェクトのなかから得点が高い5つを選び、上位の概念に展開していきましょう。具体的には、それぞれのプロジェクトに次のような質問をぶつけてください。

**・このプロジェクトをふくむもっと長期的なプロジェクト、またはもっとスケールが大きいプロジェクトはなにか？**

**・そもそも自分はなぜこのプロジェクトをやっているのか？**

一例として、「食べ過ぎを止める」というプロジェクトを展開させてみたのが、202ページの図です。

このように何度も問いを重ねていき、もっともトップに出てきた上位概念があなたの価値観になります。リトル博士のデータによれば、だいたい5〜6段目まで進んだあたりで自分の価値観にたどりつくケースが多いようです。

もちろん、ひとつのプロジェクトに対して、複数の上位プロジェクトを展開しても構いません。たとえば「食べ過ぎを止める」というプロジェクトには、「体重を10キロ減らす」のほかにも「健康になる」という目的もあるかもしれません。そんなときは、「体重を10キロ減らす」と「健康になる」の両方を上位に展開させてください。

1〜2段目あたりで詰まってしまったときは、PPAレーティングマトリックスの点数を参考にしてみてください。「食べ過ぎを止める」というプロジェクトの「他者からの重要性」の点数が高ければ、あなたにとっては友人や家族への印象が大事なのだと考えられますし、「自己同一性」の点数が高ければ、ダイエットによって自分らしさを取り戻したいのだと考えられるでしょう。いずれにせよ、プロジェクトが上に向かうほど価値観は見つかりやすくなります。

いったん最上位の価値観が見つかれば、あとはそれに沿って毎日の暮らしをコントロールしていくだけです。その具体的な方法については、第9章から細かく考えていきます。

## プロジェクトの上位分析

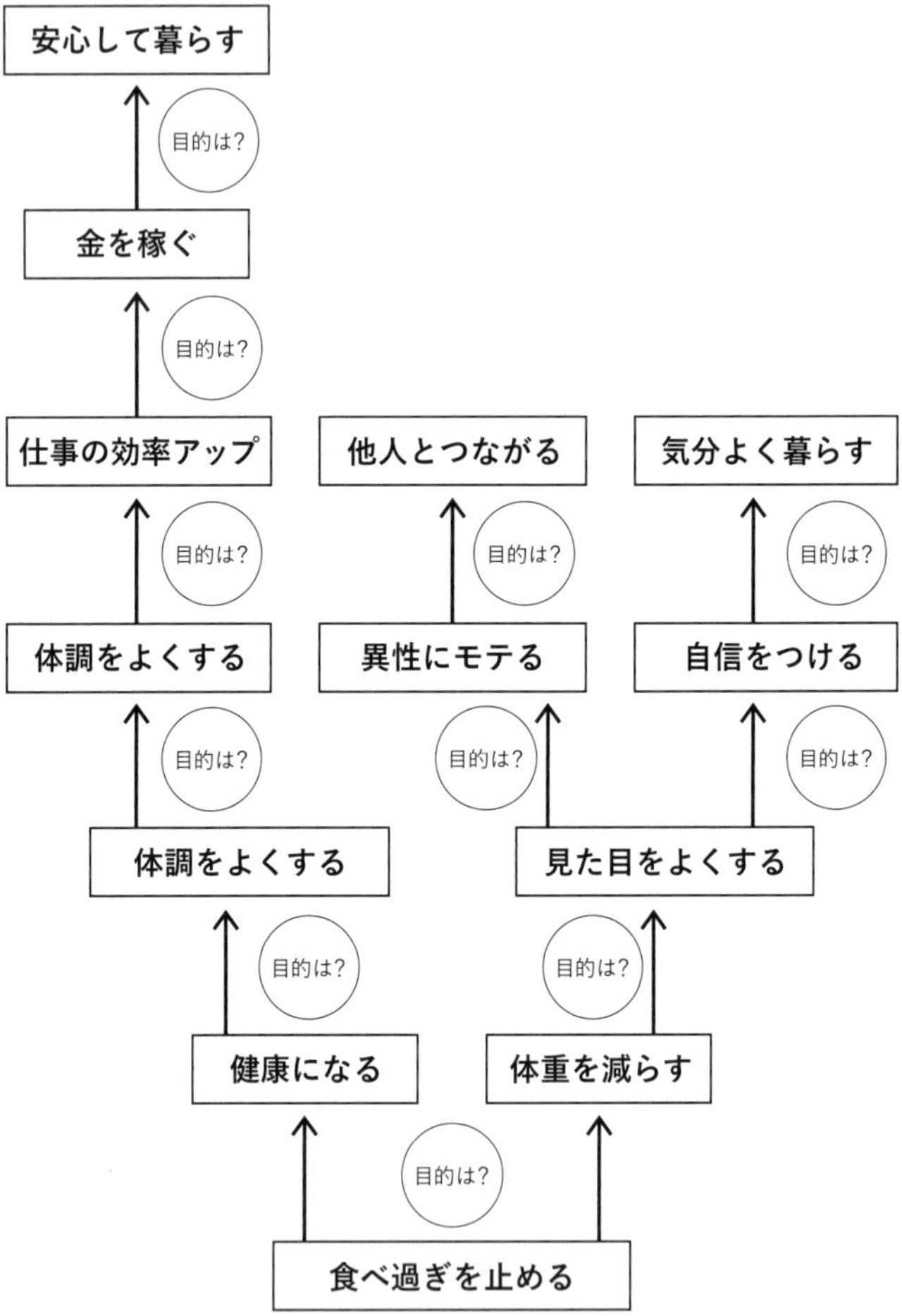

# 8
# 幸福感が高まるのは「貢献した」とき

先にも述べたように、本当の価値観を見つけ出す作業は難しいものです。

それゆえに、「価値評定スケール」や「PPA」などのツールを駆使しても、自分がしっくりくるような価値が出てこないケースは多々あります。そもそも「価値観の明確化」がヒトの生理に反した行為なので、何も浮かばなかったとしてもしかたありません。

そんなときは、いったん「最大公約数の価値観」に従ってみるといいでしょう。多くの人に共通する価値観をとりあえず採用して、自分の不安感がやわらぐかどうかを確かめるのです。

ミシガン州立大学が約20万人分のデータを精査したメタ分析によれば、人間は以下の4つの価値観に幸福を感じやすい性質を持っています。

・**自治**：どれだけ人生を自由にコントロールできるかどうか
・**多様性**：仕事や人間関係に多彩さがあること
・**困難**：人生のタスクに適度な難しさがあること
・**貢献**：他者の役に立っているかどうか

いずれも納得の要素ですが、このなかで飛び抜けて抜けて影響が大きいのは「貢献」です。**自分の行動が他者に良い影響を与えていると確信できたときほど、私たちの幸福感は高まりやすくなります。**かつてキング牧師が聴衆に語りかけた「人生で最も永続的でしかも緊急の問いかけは、『他人のために、いまあなたは何をしているか』である」という言葉は、定量的なデータでも裏付けられた事実なのです。

もし未来の選択に不安を感じたら、試しに「誰かの役に立つ行動はなにか？」を考えてみてください。

その瞬間にあいまいだった未来は〝いまここ〟に収束し、不安が情熱に変わります。価値観に沿った行動を取る限り、あなたの未来には、もはや失敗がありえないからです。

・**パーソナルバリューリスト**：190ページのリストを参考に、もっとも自分にしっくりくる価値観を選択。重要度が高いものから順番にランク付けしましょう。あまり時間をかけず、10分ぐらいで直感に従って選ぶのがコツです。

・**価値評定スケール**：パーソナルバリューリストをもとに、「12種類の人生のジャンル」に記入してみましょう。手間がかかる作業なので、最低でも2時間をかけて取り組みます。ただし、1回の記入で本当の価値観がわかるケースは少ないので、1ヶ月おきに見直してみるのをオススメします。

・**パーソナルプロジェクト分析**：上位プロジェクト分析（200ページ）は、必ず5段目より上まで自分の価値観を追い込んでください。価値観が定まったら、今度は下位プロジェクト分析（257ページ）を使って、「自分の価値観に沿った行動」を決定。これに

「イフゼンプランニング」（263ページ）の技法を組み合わせ、日々の行動に落とし込んでください。

**・ジョブクラフティング**：仕事へのモチベーションがわかない場合も、上位プロジェクト分析（200ページ）を使います。一番下の段にあなたの仕事の内容を書き込み、「この作業はなんのためにしているのか？」という質問を重ねても5段目より上まで書き出してみてください。どうしても価値観が見つからなければ、その仕事によって具体的な恩恵を受けている人（医者であれば患者、コンビニ店員であれば常連客など）のことを想像してみるのも有効です。

# 第7章

# 死

VIEW OF LIFE AND DEATH

# 1 死を想うことでより良い生き方を選べる？

「17歳の時にこんな言葉を読みました。『毎日を最後の日であるかのように生きなさい。いつか必ずひとかどの人物になれる』。私は感銘を受けました。それから33年間、毎朝鏡を見て問いかけました。『今日が人生最後の日なら、今日することは自分がしたいことだろうか？』答えがノーであるときはいつも何かを変える必要があるとわかります」

1998年にスティーブ・ジョブズ氏がスタンフォード大学の卒業スピーチで語った、あまりにも有名な一説です。

「メメント・モリ」の例を引き合いに出すまでもなく、古来から多くの賢人が「死を想え」という警句を残してきました。

2000年も前にストア派の哲学者セネカは「生涯をかけて学ぶべきことは、死ぬことである」と書き残し、紀元前23年にはローマの詩人ホラティウスが「明日のことはできるだけ信用せず、その日の花を摘め」と歌い、聖書にも「飲みかつ食べよう、明日には死ぬのだから」との語句が登場します。「死を想え」は、世界最古のライフハックのひとつと言えるでしょう。

しかし、ジョブズ氏や聖書がすすめる戦略には、狙ったとおりの効果があるのでしょうか？　**生の有限さを想うことで、私たちは本当により良い生き方を選べるようになるのでしょうか？**

社会心理学の研究によれば、その答えはイエスでもノーでもあります。

たとえばフロリダ州立大学のマシュー・ガイリオットは、「死を想うと人間は他者に優しくなる」と主張しています。２００８年に博士が行った実験では、墓場の前を通るように指示された被験者は、すれ違った人が落とした荷物をひろってあげる確率が40％もアップしたそうです。

２０１０年の追試でも同じ現象が確認されており、自分の死を考えるように誘導された被験者は地球環境やコミュニティへの感謝の気持ちが増し、エコロジーや寄付活動に友好的な態度を取るようになりました。

このような現象が起きる理由について、スキッドモア大学のシェルドン・ソロモン氏は、「死への恐怖が個人の世界観を保護する方向に働いたからだ」と説明しています。どういうことでしょうか？

第一に、自分の死について考えた者は、己のはかなさをあらためて認識。そこで生まれた不安に対処すべく、より確かなものにすがりつきたい気持ちが芽生え始めます。

ここで何を頼りにするかは、人によって異なります。

国家、宗教、人種、自然環境、権威者、民主主義、地元の仲間……。

そのスケールはさまざまですが、自分よりも大きな構造や物語であれば何でも構いません。とにかく当人が安心できるようなサイズ感が重要になります。

いったん頼れるものが見つかると、私たちはその対象に投資をするようになります。先の実験でいえば、恵まれない人への寄付を行い、見知らぬ人の落とし物を拾うことで、「自分はより大きな集団の一部なのだ」との意識を手に入れ、どうにかして死の恐怖をやわらげるのです。

２０１１年に東日本大震災が起きた際にも、「地域のきずなが強くなった」といった報告が方々から出たのは記憶に新しいでしょう。これもまた、死の感覚に対抗して世界観を守るための反応だと解釈できます。

ところが、「死を想え」がマイナスに働くケースも珍しくありません。

代表的なのは、２００１年に起きたアメリカ同時多発テロ事件でしょう。テロリストにハイジャックされた4機の旅客機が、世界貿易センターやペンシルバニア郊外に墜落した大惨事です。

この事件は、あらためてアメリカ国民に死の恐怖を植え付けました。悲劇の直後から行われた調査では、同時多発テロに関連するキーワード（911やWTCなど）を提示された被験者の多くは、反射的に自殺や殺人といった「死」に関する思考が浮かびやすくなっていたと言います。

無意識に育った死の恐怖は、アメリカ人の行動を大きく変えました。FBIの統計では、2000年には33件だったイスラム系へのヘイトクライムが、テロの年には600件まで急増。その後も偏見は根強く残り、5年後の再調査でも、ヘイトクライムの件数は同じ水準のままでした。

これもまた、世界観を守るために行われた行動だと解釈できます。テロの恐怖に対して多くの者は「アメリカ国家」を帰属の対象に選び、その結果、他民族への排他的な気分が増加。これがヘイトクライムにつながったわけです。

より身近な例では、「死を想え」は私たちの健康意識も左右します。

ロンドン大学の実験では、被験者に「早死にするのは怖いですか？」や「自分が死ぬときはみんなの記憶に残りたいですか？」などと質問。全員に死の恐怖を思い出させたあとで、被験者がどれだけ健康な食事をしたくなったかを尋ねました。

その反応は真っ二つでした。ある者は死の恐怖で野菜を食べたり運動をする気持ちが高まったのに、別の者はジャンクフードやタバコへの欲求が増えたと答えたのです。果たして、この違いはどこから出たのでしょうか？

ミズーリ大学のジェイミー・アントは、「自尊心を保つために『健康の維持』が必要だと考えているかどうかが原因だ」と考えています。

つまり、長生きのためには野菜や運動が必要だと信じている人なら、死の恐怖に対してより健康的な暮らしへの欲望が高まります。逆に、健康的な暮らしは無意味だと考えていれば、どうせ死ぬのだから好きなことをしようという気分になるでしょう。同じ死の恐怖でも、本人の考え方によって反応は真逆に振れるわけです。

ここでもっとも大事なのは、私たちはいつも死の不安をやりくりしながら生きているという事実です。

数万人が命を落とした大災害のニュースを見るたび、親しい人が亡くなったという知らせを受けるたび、鏡で自分の新しいシワや白髪を見つけるたび、あなたの内側では死の不安との戦いが始まるのです。

# 2 無意識に死への不安を感じている

このような考え方を、心理学では「脅威管理理論」と呼びます。**すべての人間は無意識に死への不安を感じており、私たちが選ぶ行動の多くは、その恐怖を解消するために行われる、という説です。**

良かれ悪かれ、私たちは死の不安によって突き動かされています。ブレーズ・パスカルが17世紀に残した「人間は、死、悲惨、無知を癒すことができなかったので、自己を幸福にするために、それらを敢えて考えないように工夫した」という言葉は、まさに脅威管理理論を先取りするものです。

というと、「無意識の恐怖など検証できるのか？」といった疑問がわくかもしれません。本人にすら認識できない恐怖感を、どうすれば研究者は外部から観察できるのでしょうか？

この難問に対して、心理学の世界ではサブリミナル刺激を使います。

たとえば2008年にスキッドモア大学が行った実験では、学生に対して「死」「花」「スニーカー」などの単語を3ミリ秒だけ無意識下に刷り込ませました。すべては人間の目では確認できないスピードであり、気づいた者は誰もいません。

ところが、その後で学生たちにアメリカの政治システムに関するエッセイを読ませたところ、大きな違いが見られました。「死」のサブリミナルを刷り込まれた被験者は、「反米」よりも「親米」な内容のエッセイに良い点数をつけたのです。無意識に起きた死の不安が己の世界観を維持したい心理を刺激し、「アメリカ」という大きなフィクションを守る方向に意識が働いたのでしょう。

「脅威管理理論」のエキスパートであるシェルドン・ソロモン博士は、こう言っています。

「私たちは、みな不安を抱えている。自分自身の死への恐怖を、どうにかやり過ごしていかねばならないのだ」

要するに、「死を想え」というアドバイスは、私たちの考え方によって結果が変わる諸刃の剣です。ジョブズ氏や聖書が意図したようなメリットを引き出すには、たんに自分の死について考えるだけでは、切っ先を見誤る可能性があります。

それでは、私たちは死の不安に対してどのように立ち向かうべきなのでしょう?

# 3 死の不安に対して原始仏教が示した解決策

ここで、いったん狩猟採集民の死生観を確認しましょう。

オックスフォード大学の人類学者ヒュー・ブロディ博士は、狩猟採集民の死と再生の感覚を次のように描写しました。

「亜北極の狩猟採集民を含めて、少なからぬ人びとが『輪廻転生』を信じている。子供が生まれると、両親や祖父母は誰の再来か、子細に印をあらためる。痣や、目鼻立ち、その他の身体的特徴から、親族のうちの誰の生まれ変わりか知ろうとするのである」

狩猟採集社会には「生まれ変わり」の観念が存在し、死んだ者は精霊の国でしばらく暮らしてから別の命として生まれ変わります。狩猟採集民にとっての生と死はつねに同じような時間が循環を続ける現在の事象であり、そのぶんだけ不安も減ります。このほかにも、「ヘヤー・インディアンは先進国の人間より死への恐怖が薄い」といった証言も多く、狩猟採集社会が先進国よりも死の恐怖に強いのは間違いないようです。

もちろん狩猟採集民が完全に死の不安と無縁なわけではありませんが、彼らがおびえる対象は、あくまで猛獣の襲撃や謎の疫病といった目の前の脅威がメイン。

**そのいっぽうで現代人は、いつ訪れるかもわからない「遠い死の予感」に対して無意識の不安を募らせます。**これまで積み上げた富や地位、愛する人々との関係性などが、未来のどこかで急に奪い去られてしまう可能性への恐れです。

ただし、仮にいくら狩猟採集民が死の不安に強いとしても、現代でそれに習い心から輪廻転生を信じられる人は少ないでしょう。私たちが死の恐怖を乗り越えるには、さらにひとひねりが必要になります。

その点でもっとも使えるのが、原始仏教が示した解決策です。

紀元前5世紀にインドで生まれたゴータマ・ブッダは、菩提樹の下で悟りを開いたあと、人類の不安に独自のソリューションを提供しました。**ひとことで言えば「すべての欲望はフィクションだと気づきなさい」というものです。**

当然ながら、人間社会はさまざまな欲望で動かされています。美味しいものを食べたい、ビジネスで成功したい、好きな異性と結ばれたいなど、いずれも社会を前に進めるためには欠かせないガソリンです。

ところが、そのいっぽうで、欲望は果てしない不満も生みます。美味しいものを食べれば食欲が増し、よい車を買えば傷や汚れが怖くなり、大きな会社に入ったら周囲の社員に嫉妬が生まれたりと、その果てに待つのは、ローマ帝国の滅亡をもたらした「パンとサーカスの都」だけでしょう。

ここでブッダは、すべての欲望は無だと言い切りました。人類の欲望は遺伝子の生存プログラムにもとづいており、周囲の環境に応じてつねに変わり続けます。

暑ければ冷たいものが飲みたくなり、寒くなれば厚手の衣服が欲しくなり、周囲が豪華な暮らしをしていれば自分も同じ生活レベルに憧れを抱く……。

すべては外部の刺激に対する反応であり、そこから生まれた欲望が、なにか特定の形や永遠の構造を持つことはありません。仏教でいう「無常観」とはこのことです。

さらにブッダは、「自分という存在」すらフィクションだと喝破しました。

もちろん〝いまここ〟で行動をする主体は存在しますが、結局のところ、私たちは遺伝子を残すために生まれた巨大なシステムの一部でしかありません。「自分」とはあくまで環境とのやり取りのなかに生じる自然現象のひとつであり、なにも変化しない絶対的な自己は存在しえません。ありもしない自己に執着心を持つからこそ、不安が生まれるのだとブッダは言います。

「人間のうちにある諸の欲望は、常住に存在しているのではない。欲望の主体は無常なるものとして存在している。束縛されているものを捨て去ったならば、死の領域は迫ってこないし、さらに次の迷いの生存を受けることもない」(ウダーナヴァルガ 中村元訳)

これが、仏教で言う「悟り」の基本的なアイデアです。確かに、欲望と自己をフィクションだと認識できれば、そこに不安は生まれようがないでしょう。なんといっても、死の際に消えてしまうはずの自分がもともと存在すらしないのですから、輪廻転生のシステムに頼る必要もありません。その意味では、初期仏教こそが間違いなく究極のソリューションだと言えます。

ただし、原始仏教の解決策は一筋縄ではいきません。

ヒトの欲望は遺伝子に書き込まれた基本プログラムであり、ブッダのアドバイスを忠実に実践しようと思えば、私たちの脳のOSを入れ替えるぐらいの作業が必要になるでしょう。

実際、ブッダも「すべての欲望を離れるためには出家をするしかない」と教えており、現代人が日常で実践していくのは不可能です。そもそも、すべてをフィクションとして認めるためには、第6章で述べた「自分が生きる価値」すら解体しなければならず、そこには大きな苦痛がともないます。

**そのため、現代を生きる私たちは、狩猟採集民とブッダが編み出したアイデアをミックスさせつつ、できる範囲で死の不安を減らしていくのが現実的です。**

そのためのキーワードは、「畏敬」と「観察」です。

# 4 畏敬の念をもつと体内の炎症レベルが下がる

2015年、カリフォルニア大学の研究チームが200人の学生に日誌を手渡し、毎日の感情の変化を記録するように指示しました。「朝から怒られて不機嫌になった」や「夕方に友達と話して楽しかった」など、その日に自分が味わった感情を細かく記録させたうえで、その内容を被験者の体調の変化と比較したのです。

**すべてのデータを分析した研究チームは、〝ある感情〟を体験した回数が多い者ほど、心理的な不安や体内の炎症レベルが低いという事実に気づきました。その感情が、「畏敬」です。**

心理学でいう「畏敬」とは、なにか自分の理解を超えるような対象に触れた際にわきあがる、鳥肌が立つような感情を指します。

その対象はなんでもよく、極地で壮大なオーロラを目の当たりにしたとき、オリンピックでランナーが新記録を出す瞬間を見たとき、まったく新しい発想のアートに触れたときなど、心の底からすごいと感嘆できれば、それは「畏敬」です。

カリフォルニア大学の研究チームは言います。

「畏敬の念には、炎症物質を適切なレベルに保つ作用がある。自然のなかを歩いたり、素晴らしいアートに触れたりといった活動は、いずれもポジティブな感情を引き起こし、健康や長寿に大きな影響を持つ」

実際、科学の世界では「畏敬」の不思議な効果が次々と明らかになっています。

スタンフォード大学の実験では、壮大な海や山を映した動画を鑑賞した被験者は人生の満足度が上がり、チャリティなどへ寄付を行う気持ちも増加しました。さらには主観的な時間の感覚が長くなり、「以前よりも仕事に使える時間が増えた気がする」と答える者が増えたというからおもしろいものです。

2700人を対象に行われた別の調査でも、生まれつき「畏敬」を感じやすい性格の人ほど親切な行いが多く、目の前の欲望にも強い傾向が確認されています。どうやら「畏敬」の感情は私たちの不安を減らし、良い人間にさせる働きを持つようなのです。

畏敬の念によって様々なメリットが得られるのには、ここでもやはり時間感覚が影響しています。

なにかに畏敬を感じると、私たちは自分の小ささを思い知らされ、より大きな存在の一部になったかのような感覚を得ます。森のなかにひとりでたたずむときや、壮大な音楽に没頭しているときなどにふと訪れる、あたかも自分と外部の境界があいまいになったかのような、あの独特な意識です。

すると、その時点で私たちの意識は、自然や芸術といった息の長い存在と一体化し、頭の中の時間感覚は未来と現在を永遠でパッケージしたような状態に変わります。永遠の時間には過去・現在・未来のすべてがふくまれるため、意識のなかではすべての時間が今になったのと変わりがありません。つまり、未来が今に近づいたわけです。

# 5 自然、アート、偉人、感嘆するのはどれ？

ニューヨーク市立大学のロバート・J・リフトン氏は、このような意識のあり方を「自然的超越」と呼んでいます。自分を自然や宇宙という大きな存在の一部だと認識し、死の不安をやわらげる戦略のことです。

宗教の世界では、古来から意図的に自然的超越を採用してきました。カトリックの大聖堂や天井壁画、イスラム教のコーランの調べ、チベット仏教の曼荼羅などは、いずれも見る者に畏敬の念を起こさせ、永遠と一体化したような時間感覚をあたえる「安心感ジェネレーター」です。

事実、信仰心のメリットをあきらかにした研究には事欠きません。

約7万5千人を10年にわたって調べたハーバード大学の調査では、週に1回のペースで礼拝に参加した女性は、まったく教会に行かない女性にくらべて、その後16年間の死亡率が33％減少する傾向がありました。ほかにも、信仰心が高い者ほど自殺率が下がる現象が確認されていたり、特定の宗派やスピリチュアルを信じる者ほど癌患者の予後が向上していたりと、もはや宗教のメリットは疑いようがありません。

現代の日本人には天国や輪廻転生などのストーリーは無効ですが、宗教が残してきた芸術的な成果はいまも畏敬の発生装置として十分な働きを持ちます。

好きな寺院を訪ねるもよし、曼荼羅の画集を眺めるもよし、賛美歌を聞くもよし。自分のなかに感嘆の気持ちが生まれているかどうかを意識しながら、定期的に畏敬のメンテナンスを行うといいでしょう。

もちろん、宗教にこだわらなくても構いません。過去の畏敬研究をまとめると、宗教以外に畏敬を引き起こしやすいポイントは3つに絞られます。

**第一に、現代人にとってもっとも畏敬にアクセスしやすいのが「自然」です。**

第4章でも触れたとおり、自然は人類にとって最強の炎症対策であると同時に、私たちを壮大な生命システムの一部だと再確認させる働きも持ちます。アポロ9号から地球を見たラッセル・シュワイカート氏が発した「こんな深い連帯感は今まで一度も味わったことはありませんでした」という言葉は、自然が引き起こした畏敬の代表例です。

また、ここでいう自然は、たんなる山川草木を意味しません。

相対性理論、量子論、進化論など、世の中の様々な仕組みに適応できるようなグランドセオリーも自然の一部です。宇宙や人間の謎を解き明かすようなフレームワークを知るだけでも、やはり私たちのなかには畏敬の種が植え付けられていきます。

森林や大海などの動画を定期的に見るだけでも構いません。第4章の手法を活かしつつ、手軽な畏敬のリソース源として自然に触れておきましょう。

**第二に重要なのが「アート」です。**

音楽、映画、絵画、演劇など、高度な創作性を持つものは、すべて私たちに人間を超えたかのような感覚をあたえ、時間を超越したかのような意識をもたらします。

アートがもたらす畏敬の念は、おもに「大きさ」と「新奇さ」の2つの要素に左右されます。ロン・ミュエックの巨大なリアリズム彫刻や、全長97メートルにもおよぶナスカの地上絵など、大きな人工物はそれだけで私たちのなかに畏敬の念を生みます。ギリシャ神話やバガヴァッド・ギーターのように、壮大な世界観を描いた物語でもよいでしょう。

芸術作品に限らず、巨大なダムやスタジアムのような建造物でも構いません。人類の偉業を示すものであれば、何でも畏敬をもたらす触媒になります。

もうひとつの「新奇さ」は、どれだけ私たちに新鮮な感動をもたらし、こちらの世界観が揺さぶられるかどうかを意味します。たとえばモネの睡蓮は、あえて混色を避けて色彩を分割することで光の表現を変え、私たちの自然の見方を大きく更新しました。南米の作家ガルシア＝マルケスは、日常的なシーンに幻想的な描写を溶け込ませる手法を使い、まるで読み手の現実感が崩れるかのような印象を与えてきます。

いっぽうで、なじみ深くて理解がしやすいような表現は、楽しさの感覚を与えてはくれるものの畏敬を起こすパワーまでは持ちません。「理由はわからないがなぜかひかれるもの」を基準に、どのアートに接するかを選んでみてください。

**畏敬を引き起こす第三の要素は「人」です。**

ブッダ、キリスト、ガンジー、アインシュタインといった歴史上の偉人は当然のこと、現役のスポーツ選手、タレント、政治家など、カリスマ性を備えた人物は、いずれも畏敬の念を生みます。彼らの偉業や徳性は人類にとって恒久的な価値を持つため、自然やアートと同じように、永遠と一体化した感覚を育てるのです。

自分が思わず感嘆や感動を覚えてしまうような人物であれば、誰を選んでも構いません。伝記を読むもよし、インタビューを漁ってみるもよし、あなたにとってのカリスマを掘り下げてみてください。

ただし、畏敬の対象は個人の感性で大きく変わります。人によっては、風に舞うビニール袋、赤ちゃんの笑い声、深夜の誰もいない町の光景などに畏敬を感じるケースもあるかもしれません。いずれにせよ、畏敬の種はそこらじゅうに転がっています。

# 6
# 「マインドフルネス」は効果があるのか？

先に説明したとおり、ブッダは人間の欲望も自己もすべてはフィクションだととらえ、その事実に気づくように主張しました。そこで具体的なテクニックとして提唱したのが、「瞑想」を使った自己観察です。

ブッダが示した「悟り」までのロードマップは、おおまかに次のようなものです。

最初のステップでは、呼吸のような特定の対象に意識を向ける瞑想をくり返し、集中力を極限まで磨き上げます。

次に、その集中力を使って自分の内面をひたすら眺め、心のなかに何が起きているのかを観察する瞑想をスタート。「いま自分は退屈を感じている」「『退屈だ』という思考が浮かんだ」「頭のかゆさが気になっている」など、自分の思考と感情の変化にリアルタイムで気づく作業を何万回とくり返していきます。

すると、やがて大きな変化が起きます。さまざまな内面の移り変わりを観察するうちに、自分のなかに「いかなる現象も刻一刻とうつろうフィクションに過ぎない」という確信が生まれ、どのような欲望や感情にも巻き込まれなくなるのです。ここにおいてブッダの「悟り」は達成され、人生の苦しみは消え失せます。

果たして、このロードマップに科学的な正当性があるのかは、まだ誰にもわかりません。近年の脳科学では瞑想の達人をｆＭＲＩなどで調べる実験も盛んですが、いまだに雲をつかむような状況ですし、そもそも脳機能マッピングで「悟り」の理解が深まるのかどうかすら判然としていません。

ただし、ブッダの提唱した「自己観察」というソリューションについては、現時点でもメリットが認められています。

「マインドフルネス」をご存知の方は多いでしょう。１９７０年代にマサチューセッツ大学のジョン・カバット・ジン氏が提唱したアイデアで、従来の心理療法に曹洞宗で行われる座禅の要素を組み込み、仏教でいう「念」の概念を「マインドフルネス」と訳しました。その効果は数十年をかけて少しずつ認められ１９９０年代からは臨床試験も増えています。

なかでも信頼性が高いのは、ジョンズ・ホプキンス大学のメタ分析でしょう。過去に行われたマインドフルネス実験から質が高い47件をまとめ、「マインドフルネス瞑想を実践すれば、不安、鬱、慢性痛がほぼ確実に減る」という結論を出した研究です。

**データによれば、1日に30〜40分の瞑想を8週間ほど続ければ薬物治療と同じレベルで不安と鬱をやわらげるのだとか。そのうえ副作用も認められなかったと言いますから、まことに優秀な方法です。**

ただし本書では、あえて瞑想法の詳細には踏み込みません。

マインドフルネスといえば瞑想のイメージが強いですが、これはあくまで手段のひとつです。極端なことをいえば、いっさい瞑想をしなくてもマインドフルネスは向上しますし、逆に言えば「自己観察」の考え方をつかまずに瞑想だけを行っても、ただなんとなく座っているだけの状態になりかねません。

事実、マインドフルネスを使った心理療法でも、いきなり瞑想のトレーニングを指示されることは少なく、初期の段階では「自己観察とはどのようなものか?」を体験してもらうケースがほとんどです。

重要なのは、瞑想のトレーニングで得たマインドフルネスの感覚を、日常の生活でも保ち続けながら生きることです。そのためには、瞑想のテクニックにこだわるよりも「そもそもマインドフルネスとはどのような感覚なのか?」を深掘りしていくほうが実りは多いでしょう。

# 7 瞑想すればきっと何かが変わるという誤解

果たして、ブッダが「悟りへの道」だと言い切った「自己観察」とは、いかなる意識の状態を意味しているのでしょうか？

この問題を解くうえで頼りになるのは、科学的なマインドフルネスの運用法を知ることです。研究者がいかにマインドフルネスを測定しているのかがわかれば、ある程度は言葉による把握が可能になります。

現在、もっとも多くの研究で使われているのは「ＭＡＡＳ（Mindful Attention Awareness Scale）」です。２００３年にバージニア・コモンウェルス大学のカーク・ブラウン氏が開発した尺度で、これまで数百を超える研究で妥当性が確認されてきました。

「ＭＡＡＳ」は15の質問で構成され、誰でも自分のマインドフルネスレベルを診断できます。まずはすべての質問に答えて、自分のマインドフルネス度を計ってみてください。採

## MAAS

以下の質問に6点満点で解答する。
1＝「ほとんどいつもそうである」〜6＝「ほとんどない」

①その時の感情に、後になって気づくことがある
②不注意や考え事が原因で物を壊したりこぼしたりすることがある
③今の状況に集中できないと思うことがある
④過程を重視せず、目標にたどり着くために急ぎがちである
⑤本当に気になるまで、身体的な緊張や身体の違和感に気づかないことがある
⑥初めて聞く人の名前をすぐに忘れがちである
⑦自分のしていることをそれほど意識せず、自動的に何かをしているように感じることがある
⑧きちんと注意を払わずに、急いで活動しがちである
⑨達成したいゴールのほうに目が向き、今そのためにしていることには意識が向かなくなることがある
⑩自分のしていることを意識せずに、機械的に仕事や作業をしている
⑪何かをしながらも、同時に他人の会話に聞き耳を立てていることがある
⑫無意識のうちにどこかに向かっていて、後から考えるとどうやってそこに着いたか思い出せないことがある
⑬気がつくと未来や過去のことで頭がいっぱいになっている
⑭気がつくと注意を払わずに物事に取り組んでいる
⑮気づいたら間食をしていることがある

点が終わったらすべてを足して平均点を出せば完了です。
おおよその得点の目安は次のようになります。

3・84ポイント前後＝平均的なマインドフルネス度
3・95ポイント前後＝平均より上のマインドフルネス度
4・38ポイント前後＝平均よりかなり上のマインドフルネス度。瞑想の上級者は、だいたいこのあたりの数字に落ち着くケースが多いようです

ここで大事なのは、マインドフルネスが、決して何か特殊な精神状態や行為だとは考えられていない点です。

「MAAS」の質問を裏返せば、マインドフルネスな意識とは「その時の感情を自覚している」「いまの状況に集中できる」「つねに自覚的に作業を行う」といった状態を意味します。いずれも、私たちが普段の生活で気をつけている平凡な要素ばかりでしょう。

**つまり、マインドフルネスとは心を無にするような困難に挑むことではなく、たんなるリラックスや幸福感の言い換えでもなく、スピリチュアルや宗教的な至高体験でもない、ごく日常的な意識のあり方です。**

お気づきのように、これは狩猟採集民の時間感覚に近いものです。第2章で詳述したとおり、狩猟採集民はすべての体験を現在ととらえて時間を超越し、それゆえに未来の不安から解き放たれています。誰から教わることもなく、彼らはマインドフルネスな状態で暮らしているのです。

最初にこの点を押さえておかないと、マインドフルネスに対して過剰な期待が生まれ、あたかもすべての難問が片付く魔法の杖のような幻想を持ちかねません。むやみに瞑想に打ち込む前に、まずはマインドフルネスの感覚をつかむのが先です。

## 8 食べながら瞑想「マインドフルイーティング」

「自己観察」の理解を深めるために、ひとつ実験をしてみましょう。

リラックスして目を閉じ、次のステップを試してください。

**①目の前に大きな虎のイメージを浮かべる**

**②虎のイメージを変化させようとせず、ただ観察する**

これは、認知行動療法の世界で「タイガータスク」と呼ばれる自己観察の手法です。

このタスクのポイントは、意識して虎を動かしたり角度を変えたりしないことです。実際に試してみるとわかりますが、イメージをただ見つめているうちに、勝手に虎がそのへんをうろつき始め、やがて消え失せていきます（少しも動かないこともあります）。

慣れないうちは、虎の頭をなでたくなったり、かわいい鳴き声を出させてみたりと、さまざまなコントロールをしたくなるでしょう。しかし、ここでぐっとこらえて、目の前の虎をただ観察するのが最大のポイント。何度かくり返すうちに、「勝手に動き出すイメージを見つめる感覚」がつかめるようになります。これが、いわゆる「マインドフルネス」の感覚と同じものです。

このタスクでいう「虎」は、あなたの心に生まれる恐怖や不安の象徴です。

もし今後の暮らしで自分のなかにネガティブな思考や感情が生まれたら、「タイガータスク」で虎を見つめたときの感覚を思い出してください。すると、あなたの感情や思考は虎と同じように勝手に目の前を動き回り、それ以上はなにもしません。さらに観察を続ければ、ネガティブな感情と思考は勝手に消えていくでしょう。

この時点で、あなたはネガティブの波によってダメージを受けずに済んだことになります。これがマインドフルネスを現実に活かす際の基本です。

**いったん「自己観察」の感覚がつかめると、日常のあらゆる状況がマインドフルネスのトレーニング場に変わります。**

たとえば、「皿洗い」も立派なトレーニング法のひとつです。

2015年にユタ大学が行った実験では、研究チームはベトナムの高僧ティク・ナット・ハンの文章を読むように被験者に指示しました。

「ともかく、皿を洗うときは皿を洗うことだけをするべきです。つまり、皿を洗っていることにしっかり心をとめながら皿洗いをする、ということです。皿を洗うことができなければ、おそらくお茶を飲むこともできないでしょう。お茶を飲みながら他のことばかり考えて、手にしたカップなどほとんど気づきもしないからです。このように、わたしたちは未来に心を奪われ、このひとときを本当に生きることができずにいるのです」

続いて、被験者に「水の温度や洗剤の泡の感覚に意識を向けながら皿洗いをしてください」と伝えたところ、全員の内面に大きな変化が起きました。たった6分マインドフルに皿を洗っただけで、不安や神経症のレベルが27％下がり、逆に新しいアイデアを思いつく確率が25％も上がったのです。

もともと禅の世界では「一掃除二信心」とまで言うほど家事を重視しますが、その正当性が、少しずつ科学でも裏付けられ始めています。**雑巾がけ、歯磨き、炊事、洗濯など、すべての家事をマインドフルに行うだけでも、あなたの不安は減っていくでしょう。**

また、食事を瞑想の場に使うのも有効です。テレビやスマホを見ながらの食事を止め、口の中に入れた食品や液体を味わう作業だけに集中すれば、それはやはり瞑想と同じ行為になります。

非常にシンプルなトレーニングですが、ACTやメタ認知療法などで実際に不安障害の治療に使われるほど効果は高く、一般に「マインドフルイーティング」と呼ばれています。具体的な実践法は次のようなものです。

**① 触覚・視覚・嗅覚で味わう…**

まずは食品に指で触れて硬さや柔らかさをを確かめます。触れない食品の場合は、表面をじっくりと眺めて素材のテクスチャーをチェック。続けて鼻を近づけて匂いも楽しんでみましょう。これらの作業を、最低でも5分は続けます。

**②自分の感覚を観察する…**

食品の見た目や香りによって、自分のなかにどのような変化が起きたかを観察します。ツバがわいたり、空腹感が増したり、過去の記憶がよみがえったりと、さまざまな感覚の変化を5分かけて観察していきましょう。

**③食品を口に入れる…**

この段階で、ようやく食品を口に入れます。このとき、あわてて食品を噛まず、まずは舌の上で転がしながら触感を調べ、続いて再び自分の感覚にどんな変化が起きたかを観察しましょう。目を閉じて口のなかの感覚だけに意識を向けるとうやりやすいでしょう。

**④噛んで飲み込む…**

最後に食品を噛んで飲み込みます。この段階では、食品の味わいは当然のこと、歯や喉の感覚の変化も観察し続けます。すべてのステップを終えるまでは、だいたい10～15分ほどかかります。

　これは臨床現場で行われる正式な作法なので、実際はひとくちの食事に10分もかける必要はありません。たんに「ながら食い」を止めて、いつもよりゆっくり味わいながら食べるだけでもマインドフルネスの感覚は成長します。


　最後に、もうひとつマインドフルネスを鍛えるのに有効なのがエクササイズです。

　ルートヴィヒ大学の２０１４年実験では、時速７キロの軽いランニングを週に２時間ずつ続けた被験者は、12週間後で有意にＭＡＡＳの数値が上昇しました。被験者はマインドフルネスを意識したわけではなく、ごく普通にランニングを続けただけだったそうです。それでも被験者のマインドフルネスが向上した理由を、研究チームはこう説明しています。

「エクササイズは、呼吸ペース、心拍数、体温などに影響をあたえる。この変化が自分の体に意識を向けさせ、マインドフルネスを高める」

　運動によって起きた生理的な変化のおかげで、自動的に自分の体を観察する態度が生まれる、というわけです。

　運動でマインドフルネスを身につけるポイントは、自然と自分の動きに意識が向くようなレベルの運動を20〜30分にわたってキープすることです。

10分で息が上がるようなハードワークではマインドフルネスが育つだけの時間が足りませんし、ウォーキングぐらい楽なエクササイズでは十分な生理的変化が起きません。軽く息が上がって、他人と会話ができないぐらいの負荷を保つのが理想です。

この条件さえ満たせばどんなエクササイズでも構いませんが、あまり複雑な種目だと意識が散ってしまいます。最初のうちは、時速6〜8キロぐらいのランニングから始めるのが無難でしょう。

**いずれにせよ、最大の目標は、あなたの脳に備わったマインドフルの機能を自在に起動できるようになることです。**ふと未来が不安になった瞬間や、感情の波に飲み込まれそうになった瞬間などに、すぐに己を「観察者」のモードに切り替えるよう意識してみてください。

# 9

# 禅僧が到達した死を超越した境地

人間は死にます。その後は意識も失われ、あなたの存在は無となります。

この事実は誰にも避けられないものの、「畏敬」と「観察」という2つの武器を使えば、遠い未来の不安を減らすことはできます。「畏敬」で永遠の時間と同期しつつ、同時に「観察」でいまの時間を生きればいいのです。

江戸中期の禅僧・白隠は、晩年に「人間、死ぬときは死ぬのがよい」との境地に達しました。そこまでの達観に至るのは困難でしょうが、それでも死の超越に挑んでみる価値はあります。死の不安が少しでも減ったとき、私たちは初めて「死を想え」というアドバイスを活かせるようになるでしょう。

## 第7章　実践ガイド

### 畏敬

- **自然**：アウトドアの回数を増やすか、ナショナルジオグラフィックなどで壮大な自然の映像を見てください。宇宙論や数学の美しさを描いた科学書に触れてみるのも有効です。
- **アート**：定期的に美術館に出かけるか、美術書に触れましょう。自分にとって心地よいものだけではなく、あなたの世界観に衝撃を与えるものや、ちょっとやそっとでは理解できないような作品を選ぶようにしてください。
- **カリスマ**：あなたが思わず感嘆してしまうような人物をひとり選び、その人の人生を掘り下げてみてください。名の知れた人物に限らず、自分の親戚や周囲の人間でも構いません。自分の心が動くような人物であれば、すべて畏敬の対象になります。

観察

・**タイガータスク：**タイガータスクを1日に5分ずつ続けて「自分の思考やイメージを見つめる感覚」を理解してください。2週間も続ければ、「自己観察」の感覚がつかめていくはずです。

・**マインドフルネス：**部屋の掃除や皿洗いのように日常的な家事をひとつ選び、ただひたすら作業に集中するように意識してみてください。皿を洗うときはただ皿を洗い、掃除機をかけるときはただ掃除機をかけます。こちらも最低1日5分ずつ、8週間は続けてみましょう。

・**マインドフルイーティング：**食事の際は「ながら食い」を止め、いつもより2倍の時間をかけて味わうようにします。できれば233ページの本格的な「マインドフルイーティング」を試してほしいところですが、「ひとくちごとに10秒をかける」と意識するだけでも構いません。

第 8 章

# 遊び

GAME

# 1 もし「遊び」を奪われたら人はどうなる？

「生活のために働く者がいるとすれば、それこそが彼らの真の落ち度なのだ」

ある研究には、ブッシュマンが語ったこんな言葉が記録されています。

人類学の世界では、狩猟採集社会には「重労働」や「苦役」といった概念が存在しないことが昔から知られていました。日々の狩りや移動生活などのハードワークを、彼らは負担だと考えていないようなのです。

**その代わり、多くの狩猟採集社会は、日々の仕事を「遊び」に近いイメージでとらえています。**野生の動物や植物を狩り、獲物に応じた料理法を工夫し、移動先で見つけた材木で住居を作る……。

これらの作業は、彼らにとってあくまでも歌や踊りに似た娯楽の一部であり、すべてはRPGやシューティングゲームで遊ぶような感覚として体験されます。

狩猟採集社会では「遊び」をことのほか重視しており、幼少期から徹底的に「ゲーム感覚」が叩き込まれます。

ボストン大学のピーター・グレイ氏がアフリカのカラハリ族やナロ族を対象に行った調査では、たいていの部族は子供が4才になったころから積極的に遊ぶように働きかけ、夜明けから日暮れまで仲間と好きに過ごすように指示します。

その間は完全に放任で、大人は子供のやることに口を出しません。大人をまねて猛獣を狩りに出かけようが、森の奥に秘密基地を作ろうが、バナナの葉を使ったブランコに乗ろうが、何をするのも自由です。

「遊び」の期間は14〜15才まで続き、それからようやく子供たちは大人の狩猟に同行を許されます。狩猟採集民の子供たちは、長きにわたって遊びながら暮らすわけです。

グレイ博士は、フィールドワークの成果を、こうまとめています。

「すべての狩猟採集民は、大人も子供も、つねに大量のユーモアと遊び心を表現しながら過ごす。遊び心とユーモアが狩猟採集社会の根底にあるのは明らかだ。『遊び』は、単に毎日の暮らしに楽しみをあたえるスパイスではなく、部族の平等を維持し、平和を保つための重要な手段だ。それによって、彼らは生きるのに必要な環境を整えるのだ」

遊びは仕事の息抜きなどではなく、それ自体が生存の必須条件になります。

狩猟採集民にとって遊びと生活はイコール。遊びのために生きるのではなく、生きることそのものが遊びなのです。

それでは、もし私たちが「遊び」を奪われたらどうなるのでしょうか？　いくつかの動物研究で、その恐ろしさが確認されています。

2011年には、アメリカ国立衛生研究所が、年老いた猿しかいない檻のなかで子供のアカゲザルを育てる実験を行いました。老いた猿は体力がないため、かわいそうな小猿は1日の大半をひとりで遊ぶしかありません。

数年後、成長した小猿は、他の個体と違う反応を見せるようになりました。

普通に育った猿を新しい檻に移すと、通常は好奇心いっぱいに周囲の環境を探索し始めます。ところが、遊びを奪われて育った猿は極度におびえた仕草をみせ、檻の隅にちぢこまったまま動かなくなったのです。

アカゲザルの結果をヒトに当てはめるのは危険ですが、心理学者のレネ・プロワイエ博士が4100人に行ったインタビューでも、「人間の遊び心は幸福度と高い相関がある」との結論が出ています。**簡単に言えば、遊び心がある人ほど、幸福な人生を送っている傾向があったわけです。**

心理学でいう「遊び心」とは、どんな状況でも、楽しさやユーモアを使って解釈できるかどうかを意味します。まさに狩猟採集民が日常的に発揮している能力です。

プロワイエ博士は、「それぞれの年齢にあった『遊び』は、人生のストレスに立ち向かい、ポジティブな感情を引き出す最良のリソースになり得る」と指摘しています。遊びの内容はなんでもよく、自分が安心して取り組める趣味を見つけるのが、狩猟採集民の日常感覚に近づく最初のステップです。

が、たんに「趣味を増やそう」と言っても本質的な解決にはならないでしょう。いかに大好きな趣味を見つけても、それ以外の時間がつまらないようであれば、たんに逃避の場にしかなりません。

**現代人の問題を解決するには、仕事・育児・勉強といった人生のあらゆる面を「遊び化」していく必要があります。**

毎朝のように通勤ラッシュにもまれ、顧客に頭を下げながら嫌々ながらの残業をくり返し、帰ったらシャワーを浴びて寝る……。

そんな当たり前の日常を、できる範囲で遊びの場に変えていくのです。

## 2 娯楽があふれているのに楽しくない

ここで、いったん現代の生活から「遊び」の感覚が減った理由について考えてみましょう。先進国にはさまざまな刺激と娯楽があふれているのに、なぜ楽しくない気持ちを抱えながら毎日を過ごす人が多いのでしょうか？

この問題を解くには、先進国と狩猟採集民の環境を「遊び場」としてとらえなおしてみるのがわかりやすいでしょう。そのうえで、私たちと狩猟採集民の遊びにどんな違いがあるかを見ていくのです。

まず違うのは、狩猟採集民の世界は「遊び」のルールがシンプルな点です。同じ時間に狩りへ出向き、獲物を仕留め、仲間たちと食料を分かち合い、あとはみんなと歌って踊る。彼らの生活ルールはこれだけで、つねに自分が行うタスクがはっきりしています。

ただし、これは狩猟採集民の遊びが簡単だという意味ではありません。自力で素材を集めて弓矢を作り、200〜300種類を超える野生動物の生活パターンを記憶し、砂や泥に残る痕跡をもとにターゲットの狙いをつける作業は、いずれも高度な認知機能が必要です。この点で狩猟採集民の遊びは、チェスや囲碁のようにシンプルながらも奥深い構造を持っています。

いっぽう現代の生活環境はどうでしょう？

長期にわたってローンの支払い計画を立てたり、初対面の人に商品を売り込まねばならなかったり、面識のない政治家に一票を投じさせられたりと、ヒトの脳にとって「新しすぎる」タスクを次々と要求されます。

**しかも、そのルールは社会システムが変わるごとに変更され、キャッチアップしていくだけでも一苦労。ルールが整備されていない遊びほど、プレイヤーのやる気を削ぐものはありません。**


さらに違うのが、フィードバックの即時性です。

良くデザインされたゲームは、プレイヤーにすぐ反応を返すように設計されています。シューティングゲームで敵を倒すたびに得点が入ったり、RPGで新しい武器を手に入れたキャラの攻撃力が上がったり、プレイヤーが失敗したらステージの最初からやり直しになったりと、目に見える形でなんらかの変化が起きないと、プレイヤーはゲームを先に進めるモチベーションが得られません。

この点で、狩猟採集民の暮らしは合格です。

狩りに出れば獲物が手に入るかどうかはすぐにわかり、弓矢を作ればその場で性能を試すことができ、建材を組み上げれば半日で住居ができあがります。自分が立てた仮説の妥当性はすぐに検証され、プレイヤーのモチベーションも維持されるのです。

ところが、先進国ではそうもいきません。

自分の行動に即時のフィードバックがあることは少なく、たいていはひとつのプロジェクトが形になるまで数カ月を要し、社会で使えるスキルが身につくまでは数年かかり、それまでは達成感のない毎日が続きます。自分がどんなに良い手を指しても、相手がいっこうに次の駒を動かしてくれないチェスのようなものです。

その結果、あなたの満たされない欲望は、ネットニュースやSNSのように、即時のフィードバック性を持つ媒体に向かいやすくなります。ブラウザを立ち上げれば新しい情報が得られ、インスタグラムに写真をあげればすぐに「いいね！」を得られるからです。が、第5章でも述べたとおり、これらの反応は脳の快楽システムを疲れさせるだけの超正常刺激にすぎません。刺激の質はファストフードやお菓子に近く、摂取しすぎれば、やがて反応の快楽だけを求めるフィードバックゾンビと化すことになります。

**つまるところ、私たちの環境は「遊び場」としては粗悪品です。**

ルールは人為的で理解が難しく、明確なゴールもなく、即時のフィードバックが少ないせいで未来への不安も増します。こんな状況では、おちおち安心して遊べないでしょう。この問題に対して、「人生はゲームだ」や「仕事を遊びに」といったお題目を唱えても役には立ちません。

そもそも現代の環境から「遊び」が失われたのは、農耕の開始で生まれた遠い未来の出現に起因しています。これだけ変化に精神論で立ち向かうのは無理筋です。

私たちにできるのは、狩猟採集民から「遊び」の基本を学び、いまの暮らしに応用すること。そのためのキーワードは、「ルール設定」と「フィードバック化」の2つです。

# 3
# ルール化することで〝いまここ〟に集中できる

ドラウジエム社は、ラトビアで最大クラスのIT企業です。2004年に立ち上げたSNSのユーザーが数年で230万人を超え、北ヨーロッパでもっとも成功した会社と呼ばれてきました。

が、そんな成功とは裏腹、同社は2010年から従業員のマネージメントに苦しみはじめます。社員の作業効率にいちじるしい差が出はじめ、およそ全体の10％しか求める生産性をクリアしていなかったからです。

悩んだ同社は、上位10％の社員はなにが違うのかを調べはじめました。時間管理アプリを使い、すべての従業員がどのように働いているかをトラッキングしたそうです。

上位10％と残り90％の社員とのあいだには、明確な違いが見られました。

**生産性が高い従業員ほど決まった間隔で仕事をしており、平均で52分ほど働いたら17分**

**だけ休むというインターバルを守る傾向があったのです。**彼らは意識的にこのメソッドを組み立てたわけではなく、試行錯誤をくり返すうちに特定のインターバルに行き着いたと言います。

その後も似たようなリサーチが行われ、トップパフォーマーには以下のような傾向が見られました。

- 精肉工場の従業員：51分の労働と9分の休憩をくり返す
- 農業従事者：75分の仕事の15分の休憩をくり返す
- プログラマー：50分の作業と7分の休憩をくり返す

こうして見ると、世に言われる効率アップ術の多くは、同じ発想がベースになっていることに気づくでしょう。

たとえば、「ポモドーロテクニック」という有名な時間管理術です。

ひとつの仕事を25分ごとに区切り、その間に5分の休憩をはさむテクニックで、あらかじめ目標の時間を設定しておくことで作業に明確なルールを設定し、作業への没入感を高める効果が得られます。

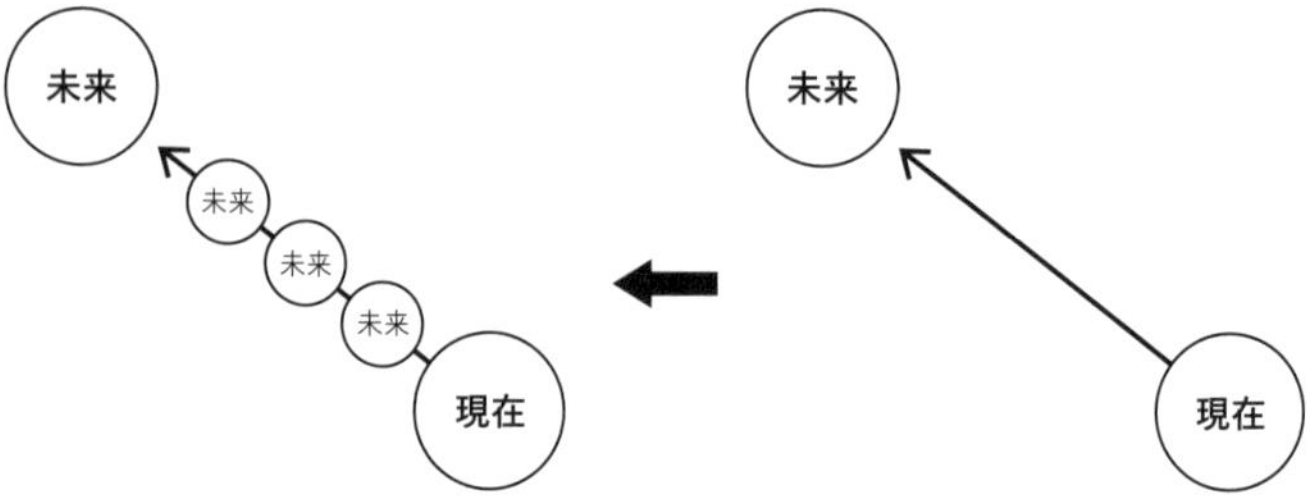


作業を
ルール化しないと、
未来が遠いままに
感じられる

ルール化により
未来を細かく刻むことで、
現在との心理的距離が
近づく

同じように、「締め切りを作る」という手法も似た発想にもとづいています。期日がない仕事でもあえて「今日の10時までにやる」と決めれば未来の姿が明確になり、やはり現在との心理的距離が縮まります。そのぶんだけ、気を散らさず目の前の作業に取り組めるわけです。

　また、時間ではなく「作業」を区切っても似た効果は得られます。

　たとえば「企画書の提出」といったゴールがあった場合、「企画の決定」「執筆」「確認修正」などの小さな目標にわけていくのが定番のやり方です。俗に「逆算思考」と呼ばれる手法で、大きなゴールを設定するよりも未来がクリアになり、モチベーションが上がりやすくなります。

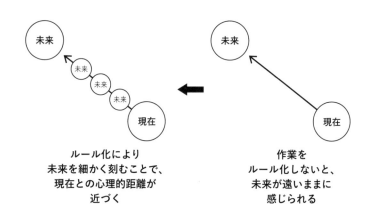

かように人生をルール化する手法は多様ですが、すべてに共通するのは「未来を刻む」というポイントです。

時間を区切るにせよ作業を分けるにせよ、いずれも未来と現在との心理的な距離を縮める効果を持ち、そこにはジョー・シンプソンが下山中に体験したような〝いまここ〟の感覚が生まれます。すなわちルール化とは、自分をマインドフルネスに導く道のひとつでもあるのです。

# 4 幸福感が上がりやすくなる「3のルール」

それでは、正しく未来を刻むにはどうすればいいのでしょう?

仕事のように明確な目標があるものは分解しやすいですが、人生のゴールの多くは漠然としていますし、達成した場合でも本当に幸せになれるかもわかりません。「金持ちになる」や「有名になる」といった目標が典型的な例です。

この問題について、もっとも定量的なリサーチで効果が示されているのは、第6章でも紹介した「PPA」です。もともと「幸福度を高めるための目標管理術」として生まれた手法なので、あいまいなゴールを処理する点では一日の長があります。

ここでは、まず「下位プロジェクト分析」というツールを使いましょう。方法は簡単で、まずは199ページでリストアップした「PPAレーティングマトリックス」から合計点が高いコアプロジェクトを5つ選択。それぞれのプロジェクトについて、次の質問を自分に投げかけていきます。

- **このプロジェクトを進めるために必要なプロジェクトはなにか？**
- **このプロジェクトよりも小さなプロジェクトはなにか？**

一例として、「食べ過ぎを止める」というプロジェクトを下位に展開させてみたのが次の図です。

下位プロジェクト分析

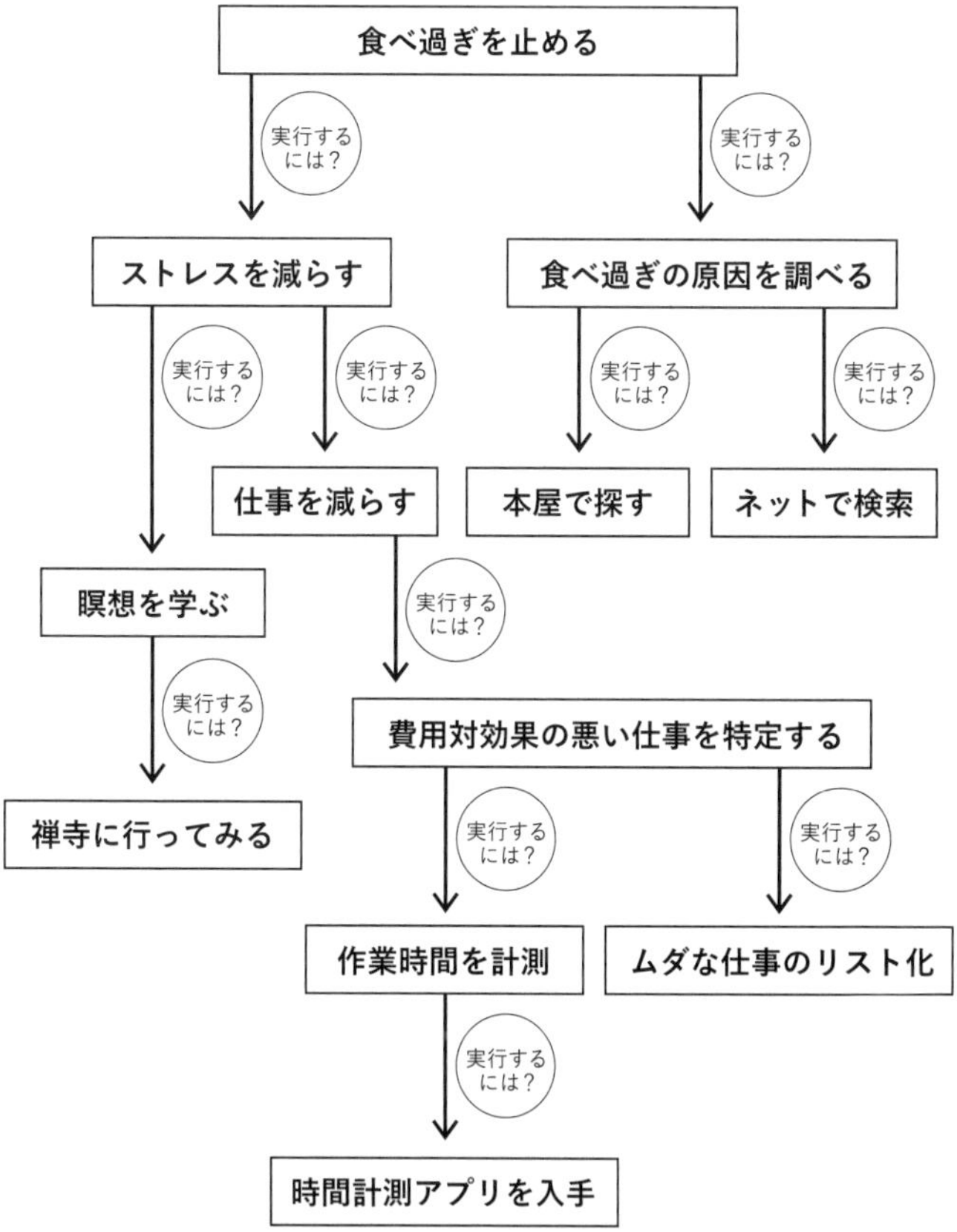
食べ過ぎを止める
実行するには？
実行するには？
ストレスを減らす
食べ過ぎの原因を調べる
実行するには？
実行するには？
実行するには？
実行するには？
仕事を減らす
本屋で探す
ネットで検索
瞑想を学ぶ
実行するには？
実行するには？
費用対効果の悪い仕事を特定する
禅寺に行ってみる
実行するには？
実行するには？
作業時間を計測
ムダな仕事のリスト化
実行するには？
時間計測アプリを入手

このように何度も問いを重ねていって、どうしても下位のプロジェクトを思いつかなくなったら終了してください。一番下位に出てきたものが、もっともあなたの幸福度のアップにつながるプロジェクトです。

この手法は、「価値評定スケール」に書き込んだ項目で行っても構いません。

たとえば「他人の役に立つ」が最上位の価値観であれば、これを「ボランティア活動をする」や「職場の友人を手伝う」といった下位プロジェクトに分解し、それをさらに「ネットでボランティアグループを探す」や「同僚に困りごとがないか聞く」のように細かく砕いていくとよいでしょう。

当然ながら、自分が重視する価値観にもとづくプロジェクトのほうが未来と現在の心理的な距離は近くなり、モチベーションと幸福感も上がりやすくなります。

あとはリストアップしたプロジェクトを実践するだけですが、ここで大事なのが、「遊びのルールはシンプルにすべし」という狩猟採集社会から学んだポイントです。やるべきプロジェクトが1日に20〜30もあるようでは未来の姿が複数に分岐し、やはりモチベーションは下がってしまいます。

この問題については昔から多くの対策が考じられ、デビッド・アレン『ストレスフリーの仕事術（GTD）』やスティーブン・コヴィー『7つの習慣』といったタスク管理システムが生まれてきました。両者とも複雑化しすぎた未来をシンプルにまとめ、現在との心理的な距離を縮める効果を持っています。興味がある方は、それぞれの書籍をあたってみるとよいでしょう。

が、本書では、数あるテクニックのなかでも、特にシンプルにデザインされた「3のルール」を採用します。

これは、ソフトウェア工学における「アジャイルソフトウェア開発」のなかから生まれた技法のひとつ。念入りな計画と設計を行いながらプロダクトを生み出すのではなく、短期間で小さなプロジェクトのサイクルを何度も回すことで、最終的な仕上がりを向上させていくという考え方です。

アジャイルソフトウェア開発の世界には「プロジェクトは変わるもの」という前提があり、タスク管理にも柔軟性が欠かせません。それゆえに、「3のルール」では、以下の点だけを徹底します。

- **今日やりとげたいことを毎朝3つ書き出して実践**
- **今週やりとげたいことを週の頭に3つ書き出して実践**

**・今月やりとげたいことを月初めに3つ書き出して実践**
**・今年やりとげたいことを年始に3つ書き出して実践**
**・毎週末にレビューを行い、うまく行った点を3つ、改善できる点を3つ書き出す**

実際に運用するときは、まずその日に集中したいことを朝のうちに3つだけ紙に記入します。そして、やるべきことを書いた紙をつねに目の前に置き、あとは決めた作業をこなしましょう。これ以上ないほどシンプルなルールです。

「3のルール」が効果的なのは、そもそも人間の脳は、一度に「4±1」種類の情報しか処理できないからです。

たとえば「リンゴ・トマト・にんじん・白菜・かぼちゃ・キャベツ・ナス」といったリストを見せられた場合、特定の記憶術を使わない限り、9割の人は3〜5つまでの野菜しか覚えられません。かつては「人間が短期的に記憶できるのは7個まで」と言われましたが、2001年にミズーリ大学のネルソン・コーワン氏が厳密な実験を行い、現在では「4±1」が限界だと判明しています。

この数字は、人類学の研究でも裏付けられています。

マイアミ大学のケイレブ・エバレット氏は、アマゾンのムンドゥルク族やピダハン族に調査を行い、狩猟採集民の「数の感覚」をチェックしました。どちらの部族も「数字」の概念を持っておらず、動物の数が2匹を超えた場合は、そこからいくら個体数が増えても「たくさん」としか表現しません。

エバレット博士は空き缶に木の実を4～5個ずつ入れていき、その様子を部族の大人たちに見てもらいました。続いて、今度は缶から木の実を取り出しながら「缶が空になったら手をあげてください」と指示したところ、彼らは正確な合図のタイミングがまったくわからなかったのです。

エバレット博士は言います。

「数字のサポートが存在しなければ、健全な大人は4までの数量を正確に区別し思い出すことができないようだった」

どうやら、私たちが正確に4つ以上の物をカウントできるのは、シュメール人が記数法を編み出してくれたおかげのようです。「数の概念」が生まれたのは紀元前3100年ごろですから、まだ脳の進化が追いついていないのも当然かもしれません。

その意味で、すべての作業を3つまで絞り込む方法は、生まれ持った認知のリソースをいたずらに浪費しない点で理にかなっています。もし複雑なタスク管理システムを使いこなせなかったときは、「3のルール」に切り替えてみるといいでしょう。

# 5 現在と未来の心理的な距離を縮める方法

もっとも、ここまで未来を刻んだとしても、決めた作業に手が付けられないケースはよくあります。先にも見たとおり、現代のプロジェクトは狩猟採集社会とは違うため、「結果が出るまでの時間が長い作業」や「数字の操作がからんだ作業」には遺伝とのミスマッチが発生しやすいからです。

体型が変わるまで数カ月かかるダイエット、実感のわかない統計データの処理、初対面の相手と親密な関係を築かねばならない営業活動……。

いずれも狩猟採集社会には無縁のタスクなので、うまく処理できないのが当然です。

残念ながら、この問題に根本的な解決はありません。

**そもそもヒトの脳がまだ現代的なタスクに対応できていないのだから、どんなに優秀な管理テクニックも応急処置にしかならないでしょう。私たちにできるのは、そんな限界を**

**認めたうえで、現在と未来の心理的な距離を縮めることだけです。**

その点でもっとも効果が高いのは、「イフゼン（if-then）プランニング」という技法です。1980年代に社会心理学の世界で生まれたテクニックで、「実行意図」と呼ばれる心理現象をベースにしています。

やり方はとてもシンプルで、自分が決めたプロジェクトについて、「もしXが起きたら、Yをやる」といった形式で実行のタイミングをルール化しておくだけです。

具体的には次のようになります。

- 6時になったら掃除をする
- 月曜になったら会社の帰りにジムに行く

このように、達成したいプロジェクトに対して、必ずトリガーになる条件を付けるのが基本です。実行の合図（if）と行動（then）をまとめて設定するため、私たちの心理のなかでは2段構えで将来の時間が固定され、そのぶんだけ未来が今に近づくことになります。

その効果は多くの研究で確認されており、なかでもニューヨーク大学のピーター・ゴルウィツァー氏が行ったメタ分析が有名です。実行意図に関する94件のデータを精査したところ、結論は次のようなものでした。

「イフゼン・プランニングにより日常の目標を達成する確率は格段に高まる。その効果量は0・65だ」

0・65という効果量はかなり優秀で、これほどのスコアを出したテクニックは多くありません。禁煙、禁酒、ダイエットなど、なんらかのゴールを持っている人はまず試すべきだと言えるでしょう。

「イフゼン・プランニング」のメリットは、あらゆる状況への応用が効くところです。たとえば、次のような使い方も考えられます。

- 状況　計画を予定どおりに進める自信がない
設定「12時までに原稿が終わっていなければ、ほかの作業を止めて最優先で取り組む」
- 状況　嫌な顧客と話さねばならない
設定「顧客からクレームが入ったら、いったん深呼吸をする」

・状況　健康を維持したい
設定「肉を100g食べたら野菜を300g食べる」「13時になったら薬を飲む」

・状況　誰かの役に立ちたい
設定「仕事中に頼み事をされたら、5分だけ手伝ってあげる」

いずれも状況はバラバラですが、「もしXが起きたらYをやる」のフォーマットにさえ落とし込めれば実行意図は起動します。

ここで、さらにテクニックの効果を高めたければ、「予想される障害に対して事前にプランニングをしておく」という手法も有効です。具体的なステップは次のようになります。

**①やりとげたいプロジェクトをひとつだけ選ぶ**
**②そのプロジェクトを達成するときの障害を3つ書き出す**
**③3つの障害のなかから、もっとも現実に起きる可能性が高いものをひとつだけ選ぶ**
**④選んだ障害を「イフゼン・プランニング」のフォーマットに落とし込む**

たとえば、「ジムに行く」というプロジェクトなら、まずは「急にやる気がなくなる」「同僚から飲みに誘われる」「急な仕事が入る」といった障害を3つほど想定します。そのうえで、「急にやる気がなくなったら、とりあえずジムの近所まで行ってみる」のように対策を立てておくわけです。

なんとも単純なテクニックですが、前出のメタ分析によれば、普通の「イフゼン・プランニング」より20〜30％ほどプロジェクトを達成する確率は高くなります。ぜひ試してみてください。

## 6 「数字」の報酬効果──シカゴ大学の調査

報酬が嫌いな人はいないでしょう。大きな仕事を成しとげたあとのボーナスはもちろん、路上でもらえるティッシュですら何となく良い気分になるものです。

それでは、その報酬が完全に無意味なものだったらどうでしょう？　実生活に何も役だたなければ、いくら無料でも嬉しくはないと思うのではないでしょうか？

２０１７年、シカゴ大学のクリストファー・ハシー氏は、「無意味な報酬に人間はどう反応するか」を調べました。

被験者はネット広告のレーティング作業を指示されたのですが、その画面上にはつねに〝謎のスコア〟が表示されています。このスコアは被験者が作業を終えるたびにランダムで増加しますが、作業のパフォーマンスを評価しているわけでもなく、得点を稼いだからといって賞品がもらえるわけでもありません。あくまでただの数字であり、被験者の多くも途中からその事実に気づいていました。

しかし、被験者のパフォーマンスには大きな違いが出ます。

無意味な数字を見ながら作業を行ったグループは、そうでない被験者にくらべて達成率が25％多く、その増減値はスコアの加算スピードと連動していました。つまり、〝謎のスコア〟が速く上がるほど被験者のモチベーションも上がり、スコアが増えないときには作業効率が下がってしまったわけです。

この結果についてハシー博士はこうコメントしています。

**「数字のフィードバックは、低コストで大きなインパクトを持つ。この現象は、エクササイズでもビデオゲームでも政策提言でも同じように使えるだろう」**

確かに、無意味な数字ですらモチベーションが左右されるのですから、人間はよほどフィードバックに飢えているのでしょう。

ただし、この実験は同時に、私たちがいかに簡単にフィードバックを得られる生き物であるかも示しています。

学校のラジオ体操でもらった出席シール、TODOリストのチェックマーク、釈放までの日数を独房の壁に刻む囚人……。ゴールまでの進行度と平行して数量が増えていくものであれば、人間の脳はなんでも快楽を得られるようにできているのです。

その意味でもっとも手軽なフィードバックは、カレンダーを使った作業のトラッキングでしょう。

方法は簡単で、その日のプロジェクトを達成したら、カレンダーに○印を付けるだけです。原始的な方法ながらフィードバックの効果は高く、同じ原理を使ったスマホ用のアプリも公開されています。

ただし、どちらかと言えば、スマホよりアナログの手帳やカレンダーを使ったほうが効

アカウンタビリティチャート

| 時間 | 作業内容 |
|---|---|
| 10:00 – 11:30 | 別冊原稿 |
| 12:00 – 13:30 | 原稿料作成 |
| 14:00 – 15:30 | 本誌原稿 |
| 16:00 – 17:30 | 表紙データ |
| 18:00 – 19:30 | 表紙データ |
| 20:00 – 21:30 | ブログ |

果は高くなるので注意してください。ハシー教授の実験によれば、モニタのスコアを消した瞬間に、被験者のモチベーションも下がる傾向があったからです。フィードバックはいつでも確認できる状態にしておきましょう。

もうひとつ、フィードバックに効果的なのが、オハイオ州立大学の藤田健太郎氏が考案した「アカウンタビリティチャート」です。こちらもシンプルなメソッドで、次のように行います。

**①ノートの真ん中に区切り線を引く**
**②右側に1日の作業時間を90分区切りで書く**
**③左側に実際にこなした作業内容を書く**

藤田博士の実験によれば、この作業を続けた被験者はセルフコントロール能力が上がり、目標の達成度が有意に向上しています。

その理由は、第一に「やりとげた作業を書き残す」という行為が、自分へのフィードバックとして働く点です。プロジェクトの進捗が記録として残るため、チャートをながめるだけでも脳は満足感を得られます。

第二に、「実際の作業にかかった時間」を記録していくことで、少しずつ時間の見積もりがうまくなっていく点。記録を続けるほど正確な所要時間を出せるようになるため、そのぶんだけ未来の姿はクリアになっていきます。フィードバックの効果を得ながら、同時に現在との心理的な距離も縮めてくれるわけです。

ここでは1ブロックの時間を90分ごとに区切っていますが、「50分の作業→10分の休憩」といったインターバルを使っても構いません。自分の好きなインターバルで取り組んでください。

# 7 メタ認知を使ったフィードバック

ヒトの脳はどんなフィードバックでも喜びますが、その反応は多様です。当たり前ですが、自分のパフォーマンスやプロジェクトの内容を反映した内容のほうがフィードバックとしての質は高く、モチベーションも上がりやすくなります。

そこで最後に、「メタ認知」を使ったフィードバック法も押さえておきましょう。「メタ認知」はヒトの脳に生まれつき備わった能力で、「思考について考える」という一段上の認知機能のことです。

誰でもふと「いま自分は晩御飯のことを考えていたな……」などと思った経験があるでしょうが、これなどはメタ認知が起動した典型的な例。物事を抽象的に理解するために欠かせない能力なので、原始の世界においては、獲物の生息地域を推測したり、弓矢のような武器を作るときなどに使われてきました。しなった枝の反動を使って別の物体を飛ばす発想は、メタ認知なしには生まれなかったでしょう。

逆に言えば、メタ認知がなければ、「作業の進行度」や「自分のパフォーマンスレベル」といった抽象的な内容はうまく把握できません。なにがプロジェクトのポイントなのかがわからないため、「なにがわからないのかがわからない」と答える子供と同じような状況になってしまうのです。

この問題を解決するには、意識的にメタ認知を起動させたうえで、プロジェクトの要点をつかむのが一番です。具体的には、毎日のプロジェクトに対して、以下の4ステップで自分に質問をくり返してみてください。

**・ステップ① 「事前評価」**

274ページの「プロジェクトを始める前に使う質問」を自分に投げかけてメタ認知を起動。「企画書を仕上げるには前期の業績データが必要だな」や「ジムに行くのは健康のためだ」など、そのプロジェクトのゴールやリソース、現時点での疑問や価値観などをあらためて確認する。

**・ステップ② 「混乱ポイントの把握」**

275ページの「プロジェクトの途中で使う前に使う質問」を自分に投げかけ、「なにがわからないのかがわからない」状態を抜け出す。「企画書が進まないのはデータがそろっていないからだ」「エクササイズのやる気が出ないのは、いつ効果が出るかわからなくて不安だからだ」など、プロジェクトが前に進まない原因を明確化するのが基本。

**・ステップ③「事前評価の評価」**

276ページの「プロジェクトが終わった後に使う質問」を自分に投げかけ、事前評価のときから自分の認識がどう変わったかを正しく認識する。「企画書を書く前はデータ集めが重要だと思っていたが、いまは文章の論理構造のほうが大事だと思っている」や「いざエクササイズを始めてみると思ったより辛くない」など、ギャップを確認するのがポイント。

以上のガイドラインは、サンフランシスコ州立大学が取り入れている教育法のひとつです。その効果は多くの教育機関で認められつつあり、近年では麻薬中毒などの更生プログラムなどにも採用されています。

実際、メタ認知を使ったフィードバックは、あらゆる分野への応用が可能です。新たな仕事に取り組むとき、ＰＤＣＡのチェック段階をスムーズに進めたいとき、読書の理解度をあげたいとき、子育てに困ったとき、人間関係で壁にぶつかったときなど、どんな悩みにも使える汎用性の高さが魅力です。

が、唯一の難点は、時間がかかる点でしょう。質問の量が多岐にわたるため、下手をすればフィードバック作業だけで1日が終わりかねません。それだけの見返りはあるものの、すべてのプロジェクトに行うのは現実的ではないでしょう。

そこでおすすめなのは、「3のルール」における毎週末のレビュー用に使うことです。その週に行ったプロジェクトをメタ認知でふるいにかけ、うまくいったポイントと改善点を3つずつ抽出し、これをもとに次週のプロジェクトを事前評価していくのです。「週末はメタ認知フィードバックをする」といったように、あらかじめ「イフゼン・プランニング」に落とし込んでおけばいいでしょう。

**【メタ認知の質問】**

**▼プロジェクトを始める前に使う質問**

このプロジェクトの具体的なゴールはなんだろう？

このプロジェクトをこなすためにできる準備はなんだろう？

目の前のプロジェクトについて、現時点でどんな疑問があるだろう？
上司やクライアントが自分に期待するゴールはなんだろう？
このプロジェクトをうまく達成するのに必要な要素はなんだろう？
プロジェクトの達成にかかる時間はどれぐらいだろう？
時間をかけるべき部分と、時間をかけないようにすべき部分はどこだろう？
このプロジェクトを達成することで、自分は何を得られるだろうか？

### ▼プロジェクトの途中で使う質問

いま使っている戦術は上手く機能しているだろうか？
このプロジェクトでもっとも困難なポイントはどこだろうか？
困難なポイントに対して、違うアプローチはできないだろうか？
自分が悩んでいるポイントは明確にできているのか？
漠然とした悩みどうすれば明確にできるだろうか？
大量の情報のなかから、重要なものだけを見抜けているだろうか？
プロジェクト中に浮かんだ疑問を、どこかに記録しただろうか？
プロジェクトを楽しめているだろうか？　モチベーションは維持できているだろうか？

このプロジェクトを行っている自分は、どんな経験が得られているだろうか？

いまのプロジェクトにもっと興味を持つ方法はないだろうか？

どれぐらい自信をもって遂行できているだろうか？

プロジェクトへの興味と自信を増やす方法はないだろうか？

**▼プロジェクトが終わった後に使う質問**

今回のプロジェクトは、自分の理解と食い違いがなかっただろうか？

事前の計画と照らして、どこが計画どおりに進んでどこが進められなかったか？

うまくいった理由とうまくいかなかった理由はなんだろうか？

自分が今回のプロジェクトについて抱いた疑問や難点を記録に残しただろうか？

疑問や難点を明確化して、解決していくためにはどうすればいいだろうか
上司やクライアントの立場から見て、どのポイントが欠点と感じられただろうか？

今後もし同じプロジェクトをするときが来たら、次はどこを変えるべきだろう？ あるいは、どこは変えずに残すべきだろう？

友人が似たようなプロジェクトをすると想像して、どんなアドバイスをしてあげられるだろう？

今回のプロジェクトでもっとも興味が持てたポイントはどこだろう？
このプロジェクトから学んだことで、自分の未来や大きな目標に活かせるポイントはどこだろう？

# 8 人類は大人になっても遊ぶ必要がある

さまざまな手法を取り上げてきましたが、状況が違っても「遊び化」のパターンは変わりません。価値にもとづいたプロジェクトを決め、ルールを設定し、自分にフィードバックを与えればいいのです。

その目的は、人生に遊びの感覚を取り戻し、遠くなった未来を現在に近づけることです。このポイントさえ見失わなければ、どんな状況にも対応できるでしょう。

ドイツの哲学者カール・グロースは、1901年の著書「人間の遊戯」のなかで、ほかの哺乳類の幼児期にくらべて人間の子供のほうがよく遊ぶという事実に触れ、「人類は他の種よりも複雑な生存スキルが欠かせないため、大人になっても遊びを通して認知機能を発達させ続け続けねばならないのではないか？」と推測しました。

この仮説がどこまで正しいかはわからないものの、狩猟採集民の多くが老人になっても遊び心を保ちながら生きているのは事実。おそらく私たちは、生涯を通じて遊び続けねばならないのです。

第8章 実践ガイド

## ルール設定

・**下位プロジェクト分析**：人生を「遊び化」するためには、まず「下位プロジェクト分析」から始めましょう。あなたの価値観かコアプロジェクトを細かく分解し、「これなら今日すぐにでも取りかかれそうだ」と思えるレベルまで落とし込んでください。

・**インターバル設定**：下位プロジェクトがわかったら、そのタスクを行うための作業時間を決めます。

ただし、あなたにとって最適のインターバルは、個人の時間感覚や作業の難易度によって変わります。もしあなたの現在と未来の心理的な距離が遠ければ、「ポモドーロテクニック」のように細かく時間を刻んだほうがいいかもしれません。

逆に心理的な距離がもっと近いときは、トップパフォーマー研究が示唆する「50分の作業→10分の休憩」といったインターバルをくり返すほうが有効でしょう。何度かタスクをこなして、最適なタイミングを見つけてください

**・3のルール**：下位プロジェクトの実践は、「3のルール」に従って行います。その日にやるべきタスクは、いつも目に入る場所に置いてください。ヒトの脳は「未来」の取り扱いが苦手なので、少しでも先の見通しがぼやけただけで不安が生まれてしまいます。

この点でデジタルデバイスは不利なため、めんどうでも紙に書き出したほうが効果は高くなるでしょう。

**・イフゼン・プランニング**：「3のルール」で設定したタスクは、さらに「イフゼン・プランニング」のフォーマットに落とし込んで最終的に運用します。こちらも、リストアップした紙は、いつも目の前に置くようにしてください。

## フィードバック化

・**作業トラッキング**：特定のタスクが終わったら、必ず記録を残してください。カレンダーに丸印をつけてもいいし、シールを貼ってみるのもいいでしょう。「Streaks」や「Strides Habit Tracker」のようなトラッキングアプリを使っても十分な効果が得られます。

・**アカウンタビリティチャート**：カレンダーや手帳へのトラッキングに慣れてきたら、「アカウンタビリティチャート」も導入してみましょう。普段の手帳を使ってもいいですが、専用のノートを用意しておくとさらに効果が高まります。

・**メタ認知**：日常的なフィードバックは「アカウンタビリティチャート」でも十分ですが、さらに高みを目指すなら「メタ認知」が有効です。週に1回、「3のルール」のレビューを行う際に、274ページの「メタ認知の質問」を自分にぶつけてみてください。

エピローグ

# まず何から始めるか？　費用対効果の高い方法

不満や悩みの形は人によって大きく異なるため、本書で紹介したテクニックにも「これを先にやるべき」といった順番はありません。手当たりしだいに試してみたうえで、しっくりくるものを続けていくのがベストでしょう。

とはいえ、それぞれのエビデンスには質の差があるため、ある程度はテクニックの優先順位をつけられます。基本的なガイドラインを紹介しましょう。

**▼炎症**

もっとも手軽でメリットが多いのは、自然との接触を増やすことです。

ストレスが劇的に下がるのはもちろん、自然のなかにいれば大気にふくまれる細菌が腸内環境にも良い影響をあたえ、自律神経が整うおかげで睡眠の質も高まり、同時にデジタル断食の効果も得られます。いろいろなポイントが改善していくため、費用対効果としては最強クラスです。

続いてデータが多いのは、人間関係と食物繊維の2つです。

どちらも複数のメタ分析でメリットが確認されており、普遍的な効果が期待できます。友達づくりは一朝一夕にはいきませんが、食物繊維の増量は即効性が高いため変化を実感しやすいはずです。

また、睡眠と運動の重要性についても言うまでもありません。

睡眠の改善には自然とふれ合うのがベストですが、最低でも夜中にPCやスマホを使わないぐらいはやっておきましょう。運動の種類については、軽いウォーキングから格闘技までどんなものでも構いません。ただし、せっかくなので仲の良い友人と楽しめるようなものを選び、さらにはそれを自然のなかで行えば効果が倍になります。

以上の4つを試してみたうえで慣れてきたら、発酵食品やプロバイオティクス、呼吸法、リアプライザルといったテクニックを加えていきましょう。いずれにせよ、自然との接触を増やすのが最優先です。

### ▼不安

第一にすべきは価値の設定です。すべての土台になる要素なので、まずは価値観を固めないと、どんなテクニックも効果が半減してしまいます。

価値観が定まったら、あとはPPAの下位分析で細かいプロジェクトに分解。「3のルール」で毎日の計画を決めつつ、それぞれのプロジェクトは「イフゼン・プランニング」に落とし込んでインターバル形式で実践。そのうえで、月に1〜4回ほどのペースで、「メタ認知」を使ったプロジェクトのレビューを行うのが基本的なフローになります。もちろん、すべては遊びの感覚で行うことを忘れないでください。

と同時に、中長期的には、「畏敬」と「マインドフルネス」のメンテナンスを行うといいでしょう。畏敬の念を維持するには大自然に触れるのがベストですが、時間がなければ歯ごたえのある小説や映画に触れてみます。やや背伸びをして、自分の理解の範囲を少しだけ逸脱した作品を選んでみてください。

マインドフルネスは、自分が続けやすい手法であれば何でも構いません。何もせず座る作業が苦痛でなければ瞑想をすればいいでしょうし、体を動かしたほうが取り組みやすければ有酸素運動や家事をしながらのマインドフルネスを選んでください。

どの手法を使うにせよ、一番大事なのは日常にマインドフルネスの感覚を溶け込ませることです。最初のうちは「寝る30分前はマインドフルネスに過ごす」といったように、「イフゼン・プランニング」のフォーマットに落とし込んでおくといいでしょう。

本書をどう使うかはあなた次第ですが、困ったときに考えることはひとつ。「この問題における進化とのミスマッチとは何か?」だけです。つねにヒトの根本に立ち戻って考える限り、道に迷うことはありません。

## 「最高の体調」を手に入れるための第一歩

最後に本書の弱点を告白しておきましょう。それは、人間の脳と体が、決して私たちを幸福にするためにはデザインされていないという点です。

第2章でも述べたとおり、すべての生物は「長寿と繁栄」を目指して環境の変化に適応してきました。後世に遺伝子さえ受け渡せれば手段は問わないため、進化の仕組みは私たち個人の幸福や不幸など気にもかけてくれません。

つまり、本書の内容を完璧にやりとげたとしても、あなたが幸せになれるとは限りません。ここで示したのは幸福への道筋ではなく、あくまで遺伝のミスマッチが引き起こした「不要な苦しみ」を減らすための方法論です。

その結果として幸福感が増すケースはよくありますが、これはあくまでオマケのようなもの。遺伝子に刻み込まれた根源的な不満や苦しみを消し去ることはできません。

ブッダが「悟り」を究極のソリューションとして提示したのは、この限界に気づいていたからです。そもそも人体が幸福を目指して設計されていないのなら、そのシステムの外に出るしか真の満足を得る道はありません。いわばゲームから完全に降りてしまったうえで、ゲームマスターのように生きる道です。

が、残念ながら「悟り」は大半の人にとって現実的な解ではありません。

ゲームから降りるためには、600万年の歴史を持つ進化のルールを破らねばならず、そのためには、やりがいのある仕事や温かい家族といった人並みの幸せすら手放す覚悟が必要になります。

しかし、幸いにもブッダは、「悟り」のほかにも、ゲームのなかで幸福を最大化する方法を提案しています。それが、「抜苦与楽」です。これは「悟り」と並ぶ仏教の基本テーマで、文字どおり「万物の苦しみを取り除き、安楽を与えること」を意味します。要するに、自分はもちろん他人のために生きよ、とブッダは説いたわけです。

何度も見てきたように、この主張は定量的なデータで裏づけられた事実です。

他者への貢献こそが普遍的な人類の価値観だと明らかにした、ミシガン州立大学のメタ分析。幸福への唯一のカギは「良い人間関係」だと結論づけた、ハーバード大学の成人発達研究。患者との交流によりモチベーションを取り戻したミッドウエスト病院の清掃チーム。そして、つねに平等を掟としながら仲間に尽くす狩猟採集社会。

それぞれの立場は違えど、遺伝子が定めるルールのなかで幸福を最大化させるには、「抜苦与楽」が最適解なのでしょう。もし本書の「文明病」というアイデアであなたの問題が改善したら、次は友人を助け、さらに周囲の人まで広げていってください。

かつて学生から「人間は何のために生きているのか？」と質問されたアインシュタイン博士は、こともなげに答えました。

「他人の役に立つためです。そんなことがわからないんですか？」

みなさまのご多幸をお祈りしています。


本書の参照文献は筆者のサイト（https://yuchrszk.blogspot.com/p/best_condition.html）からご確認いただけます。

【著者略歴】

**鈴木祐（すずき・ゆう）**

新進気鋭のサイエンスライター。1976 年生まれ、慶應義塾大学 SFC 卒業後、出版社勤務を経て独立。10 万本の科学論文の読破と 600 人を超える海外の学者や専門医へのインタビューを重ねながら、現在はヘルスケアをテーマとした書籍や雑誌の執筆を手がける。近年では、自身のブログ「パレオな男」で心理、健康、科学に関する最新の知見を紹介し続け、3 年で月間 100 万 PV を達成。また、ヘルスケア企業などを中心に、科学的なエビデンスの見分け方などを伝える講演なども行っている。

# 最高《さいこう》の体調《たいちょう》

2018 年 7 月 21 日 初版発行

発行 **株式会社クロスメディア・パブリッシング**

発行者 小早川 幸一郎

〒151-0051 東京都渋谷区千駄ヶ谷 4-20-3 東栄神宮外苑ビル

http://www.cm-publishing.co.jp

■本の内容に関するお問い合わせ先 …………………… TEL (03)5413-3140／FAX (03)5413-3141

発売 **株式会社インプレス**

〒101-0051 東京都千代田区神田神保町一丁目 105 番地

■乱丁本・落丁本などのお問い合わせ先 ……………… TEL (03)6837-5016／FAX (03)6837-5023

service@impress.co.jp

（受付時間 10:00～12:00、13:00～17:00 土日・祝日を除く）

※古書店で購入されたものについてはお取り替えできません

■書店／販売店のご注文窓口

株式会社インプレス 受注センター ……………………… TEL (048)449-8040／FAX (048)449-8041

株式会社インプレス 出版営業部……………………………………………… TEL (03)6837-4635

ブックデザイン 金澤浩二（cmD）

印刷・製本 中央精版印刷株式会社



ISBN 978-4-295-40212-1 C0030